JN013704

今日から使える外国人診療の基礎知識からトラブル・クレーム対応まで

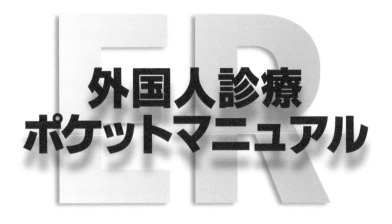

# 外国人診療ポケットマニュアル

### 監 修

東京医科歯科大学大学院医歯学総合研究科救急医学領域長・
同救急災害医学分野 教授

## 大友 康裕

### 編 集

東京医科歯科大学医学部附属病院国際医療部 副部長

## 二見 茜

東京医科歯科大学医学部附属病院救命救急センター 医学部内講師

## 森下 幸治

ぱーそん書房

# ●執筆者一覧●

## ■監修
大友　康裕（東京医科歯科大学大学院医歯学総合研究科救急医学領域長・同救急災害医学分野 教授）

## ■編集
二見　　茜（東京医科歯科大学医学部附属病院国際医療部 副部長）
森下　幸治（東京医科歯科大学医学部附属病院救命救急センター 医学部内講師）

## ■執筆者（執筆順）
池原　啓介（沖縄県立宮古病院医事課）
二見　　茜（東京医科歯科大学医学部附属病院国際医療部 副部長）
大磯義一郎（浜松医科大学医学部医療法学 教授）
忽那　賢志（国立国際医療研究センター国際感染症センター国際感染症対策室 医長）
向川原　充（ハーバード大学ケネディ行政大学院公共政策学修士課程、前沖縄県立宮古病院感染症内科・国際診療室）
森　　周介（東京医科歯科大学医学部附属病院救命救急センター）
本藤　憲一（東京医科歯科大学医学部附属病院救命救急センター）
松井　宏樹（東京医科歯科大学医学部附属病院救命救急センター）
鈴木　啓介（東京医科歯科大学医学部附属病院救命救急センター）
上里　彰仁（国際医療福祉大学医療福祉学部 教授）
八木　雅幸（東京医科歯科大学医学部附属病院救命救急センター）
落合　香苗（東京医科歯科大学医学部附属病院救命救急センター）
森下　幸治（東京医科歯科大学医学部附属病院救命救急センター 医学部内講師）
朝倉久美子（東京都監察医務院）
高山　　渉（東京医科歯科大学医学部附属病院救命救急センター）
塚田さよみ（東京医科歯科大学医学部附属病院手術部）
鳥羽三佳代（東京医科歯科大学医学部附属病院医療安全管理部 副部長）
植木　　穣（東京医科歯科大学医学部附属病院救命救急センター・同災害テロ対策室 室長）

加藤　　渚（東京医科歯科大学医学部附属病院救命救急センター・同災害テロ
　　　　　　対策室）
清水沙央里（インターナショナル SOS ジャパン コーディネーティング・ナース）
山内　美奈（インターナショナル SOS ジャパン コーディネーティング・ドクター）
葵　　佳宏（インターナショナル SOS ジャパン メディカル・ディレクター）
玉城　武範（くすりのミドリ 代表取締役、薬剤師）

# ●監修のことば●

　訪日外国人旅行者や在留外国人の急激な増加を背景として、医療機関を受診する外国人患者が急増している。こうした現状から、国内の病院における外国人患者の受け入れ体制の整備が急務となっているが、多くの病院から「具体的にどのように体制整備をすべきか？」「トラブルを防止するためにはどのような点に注意すべきか？」といった声をよく耳にする。

　私ども東京医科歯科大学医学部附属病院救命救急センターでも、外国人救急患者数が急速に増加している。特に、「断らない救急」を日々実践していると、外国人患者の対応は、避けては通れない課題となる。言語・コミュニケーションの問題、異文化、他宗教への理解と配慮、金銭的トラブル・病院の未収金問題、本国での治療を希望する患者の帰国搬送等々、日本人患者への診療とはまったく異なる対応が求められる。

　当院では、2018年4月より、「国際医療部」が設置され、外国人診療の際に求められる特別な諸対応を一手に引き受けて頂いている。その結果、外国人診療にかかわる医療スタッフの負担が大幅に軽減されるとともに、未収金が、（私の記憶では）数千万円／年間であったものが、外国人患者数が2.8倍になったにもかかわらずほぼ0円／年間まで減少している（2018年度）。国際医療部の人件費を大幅に上回る金額である。

　この度、当院でのノウハウをもとに、専門家の協力を得て、医療機関が外国人患者の受け入れ体制を整備する際に必要な知識や情報、体

制整備のポイントをまとめたマニュアルを作成した。外国人患者に対する円滑な診療を実現するために、是非、本マニュアルをご活用頂ければ幸いである。

2020年1月吉日

大友 康裕

# ●序 文●

　日本で暮らす外国にルーツをもつ人や訪日外国人旅行者が増加し、日本の医療機関を受診する外国人患者が増加している。多くの医療機関の職員たちは、外国人患者が受診することで、これまで習ったことのない、「言葉の壁」や「文化・習慣の違い」にどう対応すべきか悩み、試行錯誤をしながら対応していると思われる。

　観光庁によると、2018 年の訪日外国人旅行者数は、3,119 万 2,000人であった。また、2019 年 6 月末時点での外国籍住民数は 282 万9,416 人となり、日本の総人口に占める外国籍住民の割合は 2％を超えた。そして、東京や大阪などの大都市だけでなく、全国の医療機関で外国人患者の受診が増加している中で、“対応方法を教えてほしい”“困っている”との相談が増えている。

　東京医科歯科大学医学部附属病院は、2018 年 4 月に国際医療部を開設して以来、外国人患者が円滑に安心して医療を受けられるためのサポートと、スタッフが安全に医療を提供するためのサポートをすることで、医師や看護師、事務職員がそれぞれの業務に専念できる体制整備にさまざまな診療科と連携し、取り組んできた。

　外国人患者も医師法の応召義務の対象となるため、病院は「外国人だから」「言葉が通じないから」という理由で診療を断ることはできない。外国人患者の受け入れ体制整備を推進することは、外国人患者へのサービス向上だけでなく、院内の医療安全の担保、ひいてはスタッフをトラブルから守るという視点からも重要である。

　本書では、東京医科歯科大学医学部附属病院の外国人患者受け入れ体制整備のノウハウを惜しみなく公開している。執筆者は当院のスタッフのほか、法律、感染症、医療搬送などのさまざまなバックグラウンドをもつ専門家の先生方に参画頂いた。この場を借りて御礼申し

上げます。

　本書が、医師や医療専門職だけでなく、事務部門なども含む、医療にかかわるすべての人にとって必読書となることを願ってやまない。

2020年1月吉日

二見　茜

森下幸治

# ●CONTENTS●

## 第Ⅰ章　受付での対応

# 第Ⅱ章　コミュニケーション

# 第Ⅳ章　救急外来診療

## 第V章　緊急帰国搬送

## 第VI章　薬を処方するときに知っておきたいこと

(玉城武範、二見　茜)

## 第VII章　便利帳 (二見　茜)

# I.

受付での対応

# 1. 受付時に確認しておかなければ ならないこと

● はじめに

　外国人患者といっても、観光などで一時的に日本にいる短期滞在の人、留学や仕事で中長期間滞在している人など、さまざまである。このため外国人患者を救急外来で受け入れる際、受診〜退院までをスムーズに行えるよう、以下の点について受付時に確認しておくことが重要である。

## 1. 言語の確認

　外国人患者とコミュニケーションを取るため、日本語での会話が可能か、その他の言語での対応が必要なのかを確認する。

---

【確認の方法】

日本語での対応が不十分
　　　　　　または不可能な場合 ➡ 使用可能な言語を確認する

・外国人患者対応の担当者を呼び出す (いる場合)

・電話通訳や機械通訳を利用

・指さしで使用可能言語が確認できる様式の作成　等々

---

　使用可能言語の確認後、日本語以外での対応が必要な場合は、機械通訳、電話や映像通訳の利用など、各院で対応可能な通訳体制で外国人患者とコミュニケーションが取れる状況を整える。

## 2．来院目的の確認

　外国人患者対応は、通常の救急患者対応に加え、多くの時間・人材などを使用し対応していく必要があることから、事前に各院の実情に応じた外国人患者対応の方針を確認しておく必要がある。

　そのうえで、救急外来での対応が必要な緊急性のある受診かを確認し、受け入れるかどうかの判断を行う。

---

**【判断が必要な、緊急性のない受診目的の例】**

・健康診断など

・慢性疾患による検診

・常備薬が切れたなどによる処方のみの受診　等々

---

## 3．患者情報の確認

　救急外来で受け入れることが決まれば、重症化した際の緊急連絡先や未収金発生防止などのため、名前や国籍などの患者情報の確認を行っていく。

---

**【確認したい患者情報】**

・名前

・性別

・年齢

・生年月日

・国籍

・滞在目的および期間

・日本および母国での住所 (滞在先)

・患者本人の連絡先 (電話番号、メールアドレスなど)

---

・患者以外の緊急連絡先

・付き添い者がいる場合は患者と同様の情報

〈注意点〉

※上記内容の確認のため身分証（パスポート、在留カード、クルーズ船を利用した観光客であれば船舶観光上陸許可証など）の提示を求め、写しを取っておく。

※正しい氏名のスペルを確認する（アルファベット表記）。

※顔写真付きの身分証は本人と見比べて確認する。

※身分証の有効期限についても確認する。

　上記の患者情報を確認する際、聞き取りたい内容を一つひとつ翻訳していくのは手間がかかるため、各院で使用している診療申込書などに必要な項目を追加し、多言語化のうえ、本人などに記載してもらうとスムーズな情報収集が可能である。その際、英語以外の言語では判読が難しくなるため、記載はアルファベットで行ってもらい、読み方も確認しておく。その際日本語を併記しておく。

## ４．医療費の支払いに関する確認

　日本と海外では医療制度などに違いがあるため、会計時にトラブルとならないよう受付の際に会計時の注意点を確認しておくことも重要である。

【確認したい項目】

①日本の健康保険に加入しているか確認（保険証の確認）

　　留学や就労など、３ヵ月を超える在留資格がある場合は健康保険に加入しなくてはならないので、保険証を持っている。

②旅行保険などの民間保険に加入しているか確認

　　患者から保険会社への払い戻し請求のための書類確認などを

スムーズに行うことや、患者に支払い能力がない場合の請求に
関する調整を事前に行っていくため。

③会計時の支払い方法の確認

　　医療費の支払いについてどのような支払い方法が可能か[現金
(日本円)、クレジットカードなど]の確認、自院で対応可能な支払
い方法(クレジットカード会社の対応状況など)を確認しておく。

　　現金もクレジットカードなども持っていない場合は、母国の家
族などから国際送金にて支払ってもらう方法もあるため、自院の
振込先口座情報を確認のうえ、早急に家族などに連絡してもらう
必要がある(口座情報を多言語で用意しておくとスムーズ)。

〈注意点〉

※海外旅行保険については「Ⅰ-5. 海外旅行保険への対応」28頁
　参照。

※クレジットカードなどでの支払いの場合、医療費の金額によっ
　てはクレジット決済の上限を超えてしまうため、あらかじめ概
　算額を知らせて、必要があればクレジット会社と調整し、上限
　を引き上げる手続きをとる必要が出てくる。

　　上記の確認事項についても、あらかじめチュックシートなどを作成の
うえ、多言語で用意しておくことでスムーズに確認することができる。

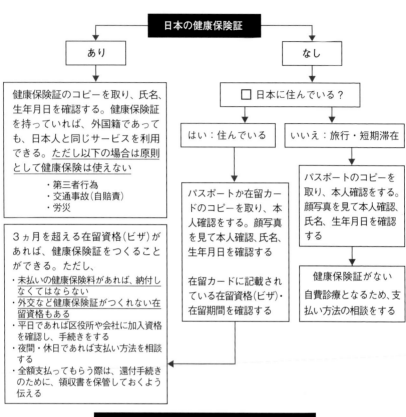

**図1　外国人患者が受診したときに、外来受付で確認すること**
（東京医科歯科大学医学部附属病院の場合）

# 2 ■ 本人確認の方法

● はじめに

　日本の健康保険証を持っていない患者が来院したときは、パスポートか在留カードで本人確認をしよう。その際に確認するポイントを紹介する。

## 1．パスポートはここを確認（図2）

　受付時に、パスポートの顔写真のページと、所持人欄（現住所の記載）のページ、入国記録が記載されたページのコピーを取る。コピーを取るのは、①顔写真のページ、②入国記録のページ、である。

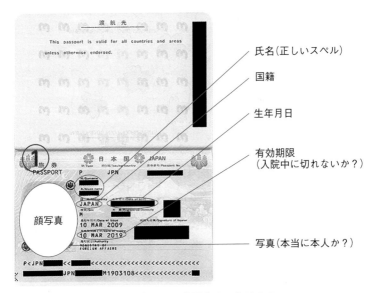

氏名（正しいスペル）

国籍

生年月日

有効期限
（入院中に切れないか？）

写真（本当に本人か？）

図2　パスポートで確認することは？？

なぜパスポートのコピーが必要なのかというと、例えば、通訳や家族と連絡を取ってほしいなど、患者の出身国の大使館にサポートを要請するときには、大使館から身元確認（本当にその国の人なのか？）を求められるためだ。大使館から電話でパスポートの番号とパスポートに記載されている正式な氏名、生年月日を聞かれたり、「パスポートのコピーをファックスしてください」と言われることもある。

　「患者にパスポートの提示を求めて怒られないか？」と心配する人もいるが、海外ではホテルや両替店でもパスポートの提示を求められるので、筆者は怒られたことはない。コピーを取ったらカルテにスキャンするなど、安全にスタッフが情報共有できる保管方法を決めておく。

## 1・氏　名

　正しいスペルで氏名を把握する。カタカナ表記ではなく、英語表記の氏名も正しいスペルで把握しておこう。診断書などの書類を英語で作成するときに、氏名だけ日本語（カタカナ）だったりスペルが間違っていると受領してもらえないことがある。ミドルネームがあったり、氏名が長い人もいるが省略せずに、診断書にはパスポートに記載されている正式な氏名で記載する。

## 2・有効期限

　パスポートの有効期限も確認する。パスポートの有効期限が切れても、在留カードの在留期間内であれば日本に滞在することができる。ただし、出国するときにはパスポートが必要になるので、大使館でパスポートの更新をする必要がある。

## 3・入国記録

　入国記録は、上陸許可のスタンプで確認できる。在留期限までの間、日本国内において在留資格で定められた活動が許可される。

　入院中に在留資格（ビザ）が切れそうなときの対応は「I-3．未収金トリアージ」16頁参照。

**用語解説**

①パスポート：各国政府が発行し、国外に渡航する際に国籍や身分を保証する。

②査証（ビザ）：渡航先の政府が発行する、外国籍の者が入国するときに必要な「入国許可証」である。例えば、外国人が日本に入国するためのビザを取得するためには、海外にある日本国大使館が日本に入国するためのビザを発行する。ビザを発行するためには、パスポートが必要である。ビザは、観光、ビジネス、留学など、目的によって種類がある（**図3**）。

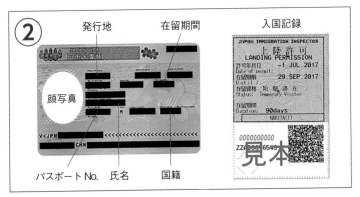

**図3　普通の観光ビザ**

③数次ビザ：ビザは、原則として1回の入国に限り有効とされるが、数次ビザを持っている場合、定められた再入国許可の有効期間内であれば、何回でも出入国ができる。

④在留資格：ビザは入国するときに必要な許可であるが、在留資格は出入国する港で決定された、入国した後に、日本で活動で

きる範囲を示すものである。観光で来日する場合は、在留資格の「短期滞在」に含まれ、在留期間は最長でも90日以内となる。日本の健康保険証を申請するための要件が「3ヵ月を超える在留資格をもっていること」となっているので、観光で来日した外国人患者は日本の健康保険に加入することはできない。また日本で就労することもできない。在留資格の種類については、出入国在留管理庁のホームページの在留資格一覧表で確認できる[1]。

## 2. 在留カードはここを確認（図4）

在留カードは日本に中長期滞在する外国人に発行される証明書である。氏名、生年月日、国籍、住所（変更があった場合は裏面に記載されるため裏面もコピーを取る）、在留資格、在留期限などが記載され、16歳以上であれば顔写真も表示される。日本の健康保険証を所持していない場合、在留カードで名前、生年月日、顔写真を見て本人確認を行う。

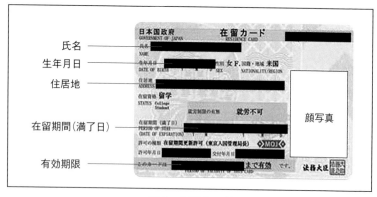

**図4　在留カード**

　在留カードを確認して3ヵ月を超える在留資格があれば、日本の健康保険に加入できるが、外国人患者が加入できることを知らない場合もあるので、ソーシャルワーカーと連携し、健康保険の申請手続きの説明をしよう。ただし、在留資格が外交など健康保険に加入することができない在留資格もあるので、注意が必要である。

　また、初めて健康保険に加入するときは、遡及して入国した時点からの保険料を納めなくてはならない。例えば、2年前に来日したのならば、2年分の健康保険料を支払わなくてはならない。

## 3．在留資格が切れている場合の通報義務

　国または地方公共団体の職員は、「入管法」により不法滞在者を通報しなければならないとされており、公立病院(独立行政法人や指定管理者は除く)についても、医療関係者や職員のうち、常勤・非常勤を問わず公務員であれば、通報義務がある。ただし、この規定の解釈については、国会の法務委員会において法務省人権擁護局長が告発しないことによる社会の不利益と比較考量して「行政目的を阻害することが非常に著しい場合は告発しなくてよい」と答弁している。つまり、通報すると自身の本来業務(医療機関では医療行為)ができなくなってしまうため、この場合は通報しなくてもよいことになる[2]。

### ■ 文　献

1 ) 出入国在留管理庁：在留資格一覧表(http://www.immi-moj.go.jp/tetuduki/kanri/qaq5.html).
2 ) あいち医療通訳システム：医療機関等外国人対応マニュアル(診療対応マニュアル：不法滞在者の状況と対応方法)(http://www.aichi-iryou-tsuyaku-system.com/manual/manu_iryo_19.htm).

表1 ワンストップ型相談センター（出入国在留管理庁）

| | 住所／電話番号 | 対応言語 |
|---|---|---|
| 外国人総合相談支援センター 東京都内の外国語サービスのある窓口案内については東京外国人雇用サービスセンターのホームページ参照 | 〒160-0021 東京都新宿区歌舞伎町2-44-1 しんじゅく多文化共生プラザ内 新宿区健康センター「ハイジア」11階 TEL／03-3202-5535 TEL・FAX／03-5155-4039 | 中国語・英語[月〜金（第2・4水は除く）] ポルトガル語（月） スペイン語（水・金） ベンガル語（火） インドネシア語（火） ベトナム語（水・金） |
| 外国人総合相談センター埼玉 | 〒330-0074 埼玉県さいたま市浦和区北浦和5-6-5 埼玉県浦和合同庁舎3階 TEL／048-833-3296 FAX／048-833-3600 | 入国・在留手続相談・案内 ポルトガル語（月・水・金） 外国人に対する就業などに関する相談・案内 英語・ポルトガル語・スペイン語・中国語・ハングル・タガログ語・タイ語・ベトナム語（火） 生活その他各種生活関連サービスに係る案内 英語・ポルトガル語・スペイン語・中国語・ハングル・タガログ語・タイ語・ベトナム語（常時対応） |
| 浜松外国人総合支援ワンストップセンター | 〒430-0916 静岡県浜松市中区早馬町2-1 クリエート浜松4階 TEL／053-458-2170 FAX／053-458-2197 | 入国・在留手続相談および情報提供 英語・ポルトガル語・スペイン語（水） 生活その他各種生活関連サービスおよび情報提供 英語（火〜金） ポルトガル語（金）・スペイン語（水） 中国語（火〜金・土・日） タガログ語（水） |

(2019年12月現在)

12

# 3 ■ 未収金トリアージ

## ● はじめに

　未収金は、早期発見・早期介入が重要である。そして、医事課だけでなく、多職種連携で取り組むべき課題である。本項では、筆者が開発した未収金トリアージを用いて、未収金対策を発生させないための対策を紹介する。「外国人患者が増えると未収金が増えるのではないか？」と心配する医療機関は多い。ただし、ほとんどの外国人患者は医療費を支払っているため、一部の未収事例が差別の助長にならないよう注意が必要である。

## 1. 救急病院の未収率は 19.8％

　2019（平成 31）年 3 月に発表された厚生労働省「医療機関における外国人患者の受入に係る実態調査結果報告書」で報告された、医療機関から報告された未収金の内訳（**表 2**）によると、医療機関における外国人患者の売上における未収金は外来で 7.8％、入院では 18.4％。3 カ月間で総額外来 3,733,068 円＋入院 32,355,747 円発生していたことがわかる。救急医療機関では、外来で 8.8％、入院では 19.8 に上る。ただし、回答がなかった医療機関は未収金なしとカウントしているため、実際はさらに高額になっている可能性がある。未収金対策は病院経営だけでなく、日本の医療保険制度にも大きな影響を与える問題として認識する必要がある。

　東京医科歯科大学医学部附属病院（以下：当院）は「救急車を断らない」をモットーにしており、国籍を問わず 24 時間救急患者を受け入れているため、外国人患者の未収金が問題になっていた。それを受け

13

表2　全国の医療機関から報告された未収金の内訳

| | | 外来 | 入院 |
|---|---|---|---|
| 全体 | 総額 | 3,733,068 | 32,355,747 |
| | 平均 | 124,435.60 | 1,540,749.86 |
| | % | 7.8 | 18.4 |
| 救急医療機関 | 総額 | 3,048,012 | 27,197,597 |
| | 平均 | 121,920.48 | 1,431,452.47 |
| | % | 8.8 | 19.8 |
| 外国人患者受け入れ医療機関 | 総額 | 643,069 | 18,059,841 |
| | 平均 | 71,452.11 | 3,611,968.20 |
| | % | 15 | 17.9 |

2018年9～12月の3ヵ月間の報告をまとめており、回答なしは未収金としてカウントしている。
（厚生労働省「医療機関における外国人患者の受入に係る実態調査結果報告書」をもとに筆者作成）

て2018年4月に国際医療部を開設し、外国人患者対応をする専門のスタッフを雇用してから未収金が1％未満になった（分割払いや保険会社の支払い手続き中のものを含む）。また、外国人患者対応を担うスタッフを配置したことで、外国人患者対応で救急外来のスタッフにかかる業務負担がなくなり、医療行為に集中できるようになった。ここでは、当院の未収金対策のノウハウをまとめた、未収金トリアージを紹介したい。

　未収金の督促は医師の業務ではないが、本トリアージを医師も含む院内の職員と共有したうえで、対策を行っておくべきである。

## 2．未収金トリアージ（図5）

### 1・（緑）日本の健康保険証を持っている：低リスク

　外国籍であっても3ヵ月を超える在留資格があれば、日本の健康保険に加入しなくてはならないとされている。稀に日本に住んでいても日本語が話せない患者の中には健康保険証を持っていない人もいる

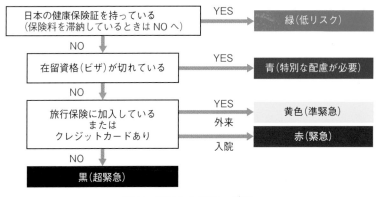

**図5　未収金トリアージ表**
迅速な対応や特別な配慮が必要な状態が来院時に把握できる。
（二見　茜：外国人患者さんが病棟にやってきた！②未収金対応は早期発見・早期介入！（前編）
看護展望44（2）：158-161，2019より改変）

が、来日した日に遡って保険料を収めれば健康保険証を取得できる
（例：2年前に来日していたら、2年分の保険料を納める）。

　日本の健康保険証を持っている患者であれば、日本人と同じ社会保
障を利用することができる。収入に応じて高額療養費（限度額適用認
定証）も利用できるため、未収金が発生するリスクは低い。万が一未
収金が発生した場合でも、日本国内に居住していれば電話や郵送で督
促をしたり、再診のときに支払ってもらうこともできる。督促の連絡
をするために、受付時に必ず連絡が取れる電話番号や住所を聞いておく
（「Ⅰ-1．受付時に確認しておかなければならないこと」3頁参照）。

　限度額適用認定証の説明は、厚生労働省の外国人向け多言語説明資
料一覧からダウンロードするとよい[1]。「限度額適用認定証」といって
も外国人患者にはわからないので、わかりやすく簡潔に「医療費がディ
スカウントされる」ことを伝えると、すぐに申請に行ってもらえるだ
ろう。

　日本在住で健康保険証を持っていない場合には、パスポートや在留

カードなど写真付きの身分証明書の提示を依頼し、コピーを取る（詳細は、「Ⅰ-2. 本人確認の方法」7頁参照）。

## 2・（青）在留資格（ビザ）が切れている、または、入院中に切れてしまう：特別な配慮が必要

在留資格の確認方法は、「Ⅰ-2. 本人確認の方法」10頁参照。入院の場合は入院中に在留資格（ビザ）が切れないかを確認する。

外国人も応召義務の対象となるため、在留資格（ビザ）が切れていることだけを理由に、正当な理由なく診察を拒否することはできない。在留資格（ビザ）が切れていれば合法的に就労できないので、経済的に困窮していることが多い。また、在留資格（ビザ）が切れたまま日本に滞在しているオーバーステイの外国人の中には、紛争や迫害などの理由により難民として来日した、人道的に保護が必要な外国人も含まれる。

なお、大規模スポーツイベントや国際会議などが開催されるときには、難民が保護を求めて（「庇護希望者」Asylum Seekerという）日本に入国する可能性がある。過去には、アフリカ開発会議（Tokyo International Conference on African Development；TICAD）が日本で開催された翌週に、難民支援を行っている団体に難民申請の相談があったという。また2000年のシドニーオリンピック、2012年のロンドンオリンピックでも選手やコーチが行方不明になったり、難民申請をした事例がある。2020年の東京オリンピック・パラリンピックでも、庇護希望者が来日する可能性も考えられる。難民および庇護希望者の場合、母国で迫害を受けたり、帰国できない事情がある可能性があるため、母国の大使館に通訳や帰国支援のサポート依頼をすることは避ける。

入院中に在留資格（ビザ）が切れそうな場合は延長が必要なため、診断書を作成し、「入院治療が必要であること」「入院予定期間」を記載し、入国管理局に延長の手続きを行う。患者本人が手続きに行くことがで

**表3 使える社会保障（日本弁護士連合会）**

- 無料低額診療事業
- 予防接種
- 結核の定期健康診断
- 母子手帳の交付、妊婦健康診査の受診券や補助券の交付などの母子保健サービス
- 入院助産（経済的に困窮して出産費用を負担できない場合、出産費用を公費で負担する制度）
- 未熟児養育医療
- 乳幼児の健康診断

（文献2による）

きないため、大使館職員や患者の家族、友人、旅行会社の添乗員にビザ延長申請のサポートを依頼する。手続きのため診断書を提出する場合、提出先は日本の入国管理局になるため、診断書は日本語で作成したものでよい。

・在留資格がなくても利用できる社会保障（表3）[2]

　まずは患者・家族と医療費の支払い方法について相談する［超緊急（黒）の項目参照］。医療費の支払いが難しい場合はソーシャルワーカーに相談して、健康保険証の有無や国籍を問わず利用できる社会保障を紹介することを検討する。また、児童相談所は国籍や在留資格の有無を問わず児童の保護を行うため、外国人であっても虐待などの通報に対応する。

## 3・旅行保険に加入している、もしくは、クレジットカードを持っている→黄色（準緊急）：外来、赤（緊急）：入院

### ❶クレジットカード

　クレジットカードでの支払いに対応した医療機関であれば、クレジットカードを持っているか患者に確認しよう。外来であればクレジットカードの利用限度額内で医療費の支払いができる可能性が高い

ため準緊急(黄色)だが、入院であれば医療費が高額になり、クレジットカードの利用限度額を超えてしまう可能性があるため緊急(赤)となる。特に、三次救急の入院治療では医療費が高額になり1,000万円を超えることもあるため、クレジットカードを持っていても油断はできない。また、海外ではゴールドカードやプラチナカードの審査基準が厳格でない場合もあるため、ゴールドカードやプラチナカードを持っているからといって安心はできない。

　では、クレジットカードの利用限度額を超えてしまう場合はどうしたらいいのか。

---

・複数のクレジットカードで支払う

　　複数枚のクレジットカードを所持している場合は、複数枚のカードで支払ってもらう方法がある。

・利用限度額を上げる

　　患者がクレジットカード会社に電話をし、一時的にクレジットカードの利用限度額を上げる相談をしてみる。利用限度額を上げて支払いができる可能性がある。

・クレジットカードに保険が付帯している可能性がある

　　旅行保険に加入していなくても、クレジットカードのサービスに旅行保険が付帯していることがあるため、確認してもらう(「I-5. 海外旅行保険への対応」28頁も参照)。

・クレジットカードのキャッシング機能を使う

　　海外のクレジットカードのキャッシング機能を使って銀行のATM(コンビニエンスストアに設置されていることもある)や郵便局のATMから現金を引き出せることがあるため、支払いができないときには案内してみよう。当院ではATMへの行き方の案内文を英語・中国語で作成している。

### ❷旅行保険

海外旅行保険や海外の生命保険に加入している場合、保険会社から医療費を支払ってもらえる可能性がある。ただし、保険が適応にならないこともあるため注意が必要である。

旅行保険は、原則として，旅行中に発生した病気や怪我が補償の対象となるため、既往歴がある場合や妊娠・出産に関する治療、ダイビングなどの危険なスポーツは補償の対象外である。また、支払い確約書（Guarantee of Payment；GOP）を受け取るまで、保険会社から医療費を支払ってもらえるかどうかはわからない。

旅行保険の手続きについては、「I - 5. 海外旅行保険への対応」28頁参照。

## 4・旅行保険加入もクレジットカードもない場合は超緊急（黒）

旅行保険に加入しておらず、クレジットカードもない場合には、急いで医事課に医療費の概算金額の算出を依頼し、患者・家族に概算金額を伝えて支払い方法の相談をする。その際、概算金額を保証金として預かることが望ましい。保証金を預からない場合は、1週間ごとに会計するなど、少しずつ支払いをしてもらう工夫をする。

健康保険証を持っているが保険料を滞納していて健康保険証が使えない場合や、旅行保険に加入しているが支払いできないと告げられた場合、クレジットカードが使えない場合も超緊急（黒）になるため、早めに患者に概算金額を伝えて、医療費の準備をしてもらう。

当院では、クレジットカードを持っていない場合や旅行保険に加入していない場合でも、母国の家族からの海外送金、患者の友人らからの寄付などで、分割払いで医療費を支払ってもらったこともある。

## 3．努力をしたにもかかわらず未収金が発生してしまった場合

　東京都では未払い補てん金という制度がある。医療機関が未収金防止に努め、未収金発生後も回収の努力をしたにもかかわらず支払ってもらえなかった場合、申請受付期間に申請手続きを行うことで、同一医療機関の同一患者につき上限金額 200 万円まで医療費の補てんが受けられる制度だ。この制度を利用するためには、督促の記録（電話をかけた日時や督促状を郵送した日時を記録しておく）が重要である。神奈川県、千葉県、沖縄県でも外国人患者の未払い補てん金制度があるので、各自治体に条件を確認しよう。

## 4．未収金予防策

　最後に、医師にできる未収金予防策を紹介する。医療費の上限を確認するために、最初に所持金と帰りの交通費を聞き、患者と相談したうえで、支払い可能な範囲内で処置や検査を行うことが望ましい。高額な CT や MRI などの検査は最低限にする、処方はジェネリックにするなど、医療費を削減できるようにしよう。それでも医療費がオーバーしてしまったら、次回来院時に支払ってもらうことや分割払いなどを提案する。また、退院後も諦めずに連絡を取ることで、後日支払ってもらえたこともある。そのために日本での滞在先だけでなく、母国の住所、電話番号、メールアドレスなど、連絡手段を複数聞いておくことが重要である。

　「外国人だから医療費が支払えない（かもしれない）」という理由で診療を拒否することはできない。必要な医療サービスは提供し、未収金トリアージを利用したリスクアセスメント対策を参考にして、医事課と連携して支払い方法の相談をしておくことが大切である。

## ■ 文　献

1）厚生労働省：外国人向け多言語説明資料一覧（https://www.mhlw.go.jp/stf/seisaku nitsuite/bunya/kenkou_iryou/iryou/kokusai/setsumei-ml.html）.

2）日本弁護士連合会：非正規滞在外国人に対する行政サービス（https://www.nichibenren. or.jp/library/ja/publication/booklet/data/gyosei_serv_pam_ja.pdf）.

# 4 ■ 会計の手続きについて(入院・外来)

● はじめに — 医療費がいくらかかるかわからないのは不安

　日本の病院では、治療や検査が終わって会計に行くまで、医療費が
いくらかかるのかわからない。しかし、日本の健康保険証を所持して
いない外国人患者の場合、患者が予想していたよりも高額になること
もあり、会計時に「支払えない」と言われたり、「そんなに高いなら検
査を受けなくてよかった」と言われ、スムーズに支払ってもらえない
こともある。会計時にトラブルにならないよう、「Ⅰ-3. 未収金トリ
アージ」(13頁)を参考にし、早めに概算医療費の金額を伝えて支払い
方法を相談しておくことが重要である。

　未収金については、早期発見・早期介入に勝る対策はない。救命が
優先だが、緊急性がない場合は、事前に患者の所持金を聞いて、交通
費を考慮し、支払い可能な範囲内で必要最低限の検査・治療を提供す
ることが望ましい。

## 1. 救急外来

### 1・料金表の作成

　患者に医療費がいくらかかるか聞かれたときすぐに答えられるよう
に、当院では、救急外来でよく行う処置や検査を一覧にし、英語と日
本語を併記した料金表を作成した(図6)。これをラミネート加工し、
受付と処置室に設置するほか、検査や処置の説明をする際にも提示し
て、料金の同意も得るようにしている。

# Trauma and Acute Critical Care Center Tokyo Medical and Dental University Medical Hospital

## 東京医科歯科大学医学部附属病院救命救急センター 主要な検査・治療項目の概算医療費一覧

If you have a Japanese health insurance certificate, your charges will be calculated in accordance with the health insurance system. If you do not have a health insurance certificate, you are responsible for all of your medical expenses. When calculating the total medical cost, each medical point is multiplied by 30 yen. A list of typical cost estimates is shown below. The actual charges may differ from the estimate, because examinations and treatments are performed depending on your condition. In addition, please acknowledge and agree that used medication, performed surgeries and consumption tax would be additional costs.

日本の医療保険証を持っている方は、医療保険制度に準じた料金となります。医療保険証がない場合は医療費が全額自己負担となり、診療報酬点数 1 点につき 30 円の支払いとなります。代表的な診療について下表をご参照ください。検査または治療費などについては患者の病状に合わせて行いますので、実際の費用は、概算額と異なる場合があります。なお、使用した薬剤、実施した手術の費用、消費税については別途料金が発生しますので、ご了承ください。

| Typical Cost Estimate / 概算費用 項目 | | | | | |
|---|---|---|---|---|---|
| Additional fee for a first time patient without a referral / 選定療養費 | First visit fees / 初診料 | Late night fee / 深夜加算料 | ICU treatment fee / ICU入院料等 | | |
| ¥5,400/円 | ¥8,460/円 | ¥22,860/円 | ¥600,000/円～ Per day | | |
| X-ray / X線検査料 | CT / CT撮影料 | MRI / MRI撮影料 | Cardiac and abdominal ultrasound / 腹部、心臓超音波検査料 | Electrocardiogram / 心電図検査料 | |
| ¥6,300/円～ | ¥52,500/円～ | ¥70,500/円～ | ¥48,300/円～ | ¥3,900/円～ | |
| Foreign body ingestion (simple) / 異物誤嚥時処置 (簡単) | Foreign body ingestion (complicated) / 異物誤嚥時処置 (複雑) | Wound treatment (less than 5 cm, not reaching the underlying tissues and organs) / 創傷処置 (5 cm 未満 筋臓未達) | Wound treatment (less than 5 cm, reaching the underlying tissues and organs) / 創傷処置 (5 cm 未満 筋臓達) | Respiratory function test / 呼吸機能検査 | |
| ¥42,000/円～ | ¥258,000/円～ | ¥84,000/円～ | ¥111,000/円～ | ¥11,100/円～ | |
| Preoperative blood test / 術前血液検査料 | Blood culture test / 血液培養検査料 | Medical certificate (Japanese) / 当院発行診断書料 (日本語) | Medical certificate to insurance companies (Japanese) / 保険会社発行診断書料 (日本語) | Medical certificate (English) / 診断書料 (英語) | |
| ¥69,000/円～ | ¥57,000/円～ | ¥3,240/円～ | ¥6,480/円～ | ¥10,800/円～ | |

**図 6 東京医科歯科大学医学部附属病院救命救急センターの料金表**
フォーマットは厚生労働省の概算医療費からダウンロードできる。

## 2．入　院

　健康保険証を持っていない外国人患者の入院は、医療費が高額になり未収金リスクが高くなるため、早めに医療費の相談をする［未収金のリスクアセスメントについては「I-3．未収金トリアージ」(13頁)を参照］。

### 1・概算を伝える

　入院することが決まったら、医事課に「病名」「予定入院期間」「高額な検査や手術」などを伝え、過去の入院患者の類似の事例を参考にしながら、概算の算出を依頼する。そして、概算金額を早めに患者本人と家族などキーパーソンに伝えよう。

### 2・概算金額を保証金として預かる

　医療費が高額になる場合は、概算金額を保証金として預かることが望ましい。ただし、あくまでも概算なので、「足りない場合は追加で支払って頂くこと」「余った場合は返金すること」「返金する際の振込先(銀行口座)」を確認しておく。海外送金の手続きは煩雑であり手数料もかかるため、当院では返金する口座は日本の銀行口座に限定している。

　海外からの送金には数日～1週間程度の時間がかかるため、早めに医療費の相談をして送金手続きをしてもらうとよい。

　入院の場合は疾患により医療費が大きく異なるため、料金表を作成することは難しいが、よくある疾患別に算出しておくこと、概算を出したときに病名と入院期間、かかった医療費を記録してファイリングしておくと、同様の患者が次回来院したときに概算を伝えることができるため便利である。

### 3・海外送金するときには SWIFT コードが必要

SWIFT コードとは、国際銀行間通信協会(Society for Worldwide

Interbank Financial Telecommunication；SWIFT）が提供する、世界中の銀行および金融機関を識別するためのコードで、銀行間の国際送金の際に使用される。8桁または11桁のアルファベットと数字で構成されている。金融機関にSWIFTコードを確認し、送金者に銀行名、口座番号と合わせてSWIFTコードも伝えよう。

　あらかじめ以下の情報をまとめて印刷しておくと便利である。

---

### 海外の銀行から日本の銀行口座へ<br>振込みを依頼するときに知らせる情報（例）

・Bank name（銀行名）：

・SWIFT code（SWIFTコード）：※8桁もしくは11桁

・Branch（支店名）：Head office（本店）

・Bank address（銀行住所）：

・Bank phone number（銀行電話番号）：

・Account type（預金種類）：Ordinary deposit（普通預金）

・Account number（口座番号）：

・Account holder（口座名義）：

※ Please pay the Lifting Charge, Remittance Charge and any other handling charge by yourself.（円為替手数料、送金手数料、その他送金にかかる手数料はご負担ください。）

---

## 4・現金以外の支払い方法にも対応

　旅行者は現金を持っていないこともあるため、クレジットカードで支払いができると便利である。ただし、利用限度額を超えてしまうこともあるので注意が必要である。利用限度額を超えてしまった場合、クレジットカード会社に電話をして一時的に利用限度額を上げる、複数枚のクレジットカードで支払いをするなどの方法がある。例えば、中国人患者が多い医療機関では銀聯カード（デビッドカード）やスマホ決済アプリ（WeChatPayやAllyPay）の支払いにも対応できるようにし

ておくと便利である。

## 5・海外旅行保険

海外旅行保険での支払いへの対応については「Ⅰ-5. 海外旅行保険
への対応」28 頁参照。

## 6・健康保険証を持っていない患者の診療報酬について

医療機関が医療通訳サービスを導入したり、外国人患者対応をする
職員の雇用、院内表示の多言語化など、外国人患者受け入れ体制整備
にはコストがかかる。日本の健康保険に加入していない患者の医療費
は自由診療となるため、医療機関が診療報酬を設定することができる。

近年、日本の健康保険に加入していない患者の診療報酬を値上げす
る医療機関が増えている。当院でも、2018 年 10 月から日本の健康
保険証を持たない患者の診療報酬点数を 1 点 30 円に設定した。

### ❶対　象

日本の健康保険証を持っていない患者の診療報酬点数を設定する際
に検討しなくてはならないことは、対象者の設定である。当院では、
診療報酬点数を 30 円に設定する対象者は「日本の健康保険に加入し
ていない患者」で、国籍要件は設けていないが、「日本国籍を有さない」
患者を対象としている医療機関もある。

### ❷告知方法と期間

診療報酬点数を変更する前の準備として、日本語と英語に加えて、
受診する患者の言語ニーズに対応して翻訳した説明文書を用意するこ
とが望ましい。当院では、日・英・中の説明文書を用意して院内掲示
やホームページに情報を掲載し、半年程度の告知期間を設けてから実
施することとした。開始後は、3 ヵ国語で案内の文書をホームページ
へ掲載、受付などに掲示しておくだけでなく、書面で渡して説明して
いる。

## 7・英文の請求書・領収書を用意しておこう

　急に請求書や領収書を希望された場合でも、すぐに発行できるようにフォーマットを用意しておくと便利である。院内のフォーマットがない場合は、厚生労働省の外国人向け多言語説明資料一覧の資料を参考にするとよい。医療費請求書と領収書は上記ホームページからもダウンロードできる[1]。

■ 文　献

1）厚生労働省：外国人向け多言語説明資料一覧（https://www.mhlw.go.jp/stf/seisaku nitsuite/bunya/kenkou_iryou/iryou/kokusai/setsumei-ml.html）.

# 5 ■ 海外旅行保険への対応

## ●はじめに

　日本の健康保険証を有さない、観光や親族訪問など短期滞在で来日する外国人が医療機関を受診することも増えているため、海外旅行保険を利用した支払い手続きを知っておこう。長期滞在であっても、日本の健康保険に加入せず、海外の民間保険会社の生命保険で支払いを希望されることがあるが、ここで紹介する海外旅行保険の手続きと同じである。ポイントは、クレームエージェントの介入を依頼することである。クレームエージェントが海外旅行保険会社との間に入ってくれることで、診断書などの書類を作成したときに日本語から英語に翻訳を依頼できる、連絡をするときに時差を気にしなくて済む、電話やメールの連絡が日本語でできるなど、病院スタッフの業務負荷が軽減され、英語が話せない職員でも対応することができる。

　支払い確約書（Guarantee of Payment；GOP）を発行してもらうまで気は抜けないが、海外旅行保険の手続き方法を知っておけば、高額な医療費を支払ってもらえる可能性がある。ぜひ、医事課やソーシャルワーカーとも共有して対応できる体制をつくっておきたい。

## 1．海外旅行保険で支払いが可能な事例

　海外旅行保険・海外の生命保険に加入している場合、保険会社から医療費を支払ってもらえる可能性がある。ただし、保険が適応にならないこともあるため注意が必要である。

### 海外旅行保険で支払いが不可能な事例

・旅行前から発症している既往歴の悪化による治療
・スカイダイビングなどの危険なスポーツによる怪我に対する治療
・妊娠・出産にかかわる治療
・飲酒運転による事故にかかわる治療など
※特約でカバーされる保険もあるため、保険会社もしくはクレームエージェントに補償内容を確認する。

## 2. 海外旅行保険の手続き

　原則として、旅行中の不慮の病気や怪我が補償の対象となる。ただし、旅行保険会社から支払い確約書（GOP）を受け取るまで、医療費を支払ってもらえるかはわからない。保険会社から病院に医療費を直接支払ってもらう場合の手続きは以下のようになる。

**Step1：旅行保険に加入しているかを確認**
⬇
**Step2：加入情報の確認**
　患者に保険会社名、加入者番号を聞く。保険会社の連絡先がわからない場合は、保険会社のホームページをインターネットで検索。

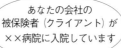

あなたの会社の
被保険者（クライアント）が
××病院に入院しています

名前、加入者番号を伝える

⬇
**Step3：保険会社に連絡**
　患者に同意を得たうえで、保険会社に連絡する。診療情報を提供する前に、保険会社から患者の医療情報を提供するための同意書を取る。もしくは、患者から連絡をしてもらう。海外の保険会社

29

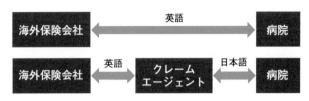

**図7　クレームエージェントとは**
海外で起きた事故について損害を調査したり、保険金の支払いなどの
手続きの代行を委託する会社のこと。

とやり取りする場合、メールアドレスを伝えてメールでやり取り
した方が記録が残り、時差も気にしなくてよいため便利である。
　基本的に、海外の保険会社との連絡や提出する書類は英語であ
る。英語でのやり取りが難しい場合は、日本の保険代理店（クレー
ムエージェント）を介入させてもらうよう保険会社に依頼しよう
（**図7**）。当院では、保険会社から医療費を直接支払う場合、日本
のクレームエージェントを介してもらうよう、はじめに海外旅行
保険会社に伝えている。ただし、クレームエージェントにかかる
費用は海外旅行会社が支払うので介入させたがらない場合もある
（病院に費用は一切かからない）。クレームエージェントが介入す
ることによって、書類や連絡（メール・電話）が日本語で可能に
なるため、スタッフの業務負荷軽減になるほか、支払い時の為
替変動を気にしなくてよい（海外送金には時間がかかるため、日
を跨ぐと為替の変動により受け取り金額に過不足が出てしまうこ
とがある）というメリットがある（**図8**）。

**Step4：患者の状況を保険会社に伝える**
　保険会社に患者の病状や治療期間、医療費の概算金額を伝える。
診断書や検査データの提出が求められたり、保険会社の医師から
主治医に電話がかかってくることもある。それらの情報をもとに、

書類や連絡が日本語で OK

時差がない

為替レートの心配がない

交渉が
スムーズ

**図8　ポイント**
日本の代理店（クレームエージェント）を介してやり取りをしてもらう。

保険会社が医療費を支払うかどうか審査を行う。診断書を求められた場合は、診断書の料金を誰が支払うのか（保険会社か、患者か）を確認しよう。

## Step5：審査結果

　**Step4** のやり取りの結果、保険会社が医療費を支払ってくれるか否かの結果の通知が来る。

　支払い確約書（GOP）を受領したら、患者の医療費を保険会社から支払ってもらうことができる。ただし、上限金額や条件付きの場合もあるので、支払い確約書の記載内容を確認しよう（**表4**）。

**表4　支払い確約書を受領したときに確認すること**

| |
|---|
| □上限金額はいくらか？<br>　上限金額を超える場合、早めに海外旅行保険会社に相談する。 |
| □通貨<br>　外貨（ドルやユーロ）で記載されていることもあるため、円にしてもらう。<br>振り込んだときの為替による誤差（過不足）が出ることを防ぐため。 |
| □条件<br>　自己負担の金額（○○円までは患者が払うなど）。「文書代は自己負担」などの条件が書かれている場合、在院中に支払ってもらう（帰国してからの請求は難しいため）。 |

このように、海外旅行保険会社との手続きは煩雑で職員の業務負荷となる。そのため当院では、患者に支払い能力がある場合は現金かクレジットカードで先に支払ってもらい、英文の診断書や領収書を発行して、帰国後に自身で保険会社に還付請求してもらうこととしている。しかし、入院では医療費が高額になり立て替え払いが難しいため、保険会社と直接やり取りすることも多い。

### 旅行保険に付帯されているサービスの1例

- 通訳サービス、翻訳サービス
- 家族が母国から来日するための旅費、滞在費
- 医療搬送(移動中に医療ケアが必要な患者のための、医療専用機での搬送サービス)(「V-3. 医療専用機搬送」187頁参照)
- エスコート(患者、家族だけでは帰国が難しいときに、医師や看護師が同行するサービス)(「V-2. 外国人患者の帰国搬送」183頁参照)

※サービスや条件は、患者が加入している保険のプランによるため、保険会社に確認しよう。

# 6 ■ 用意しておくと便利なもの

● はじめに

　本項では、外国人患者が来院したときに、あると便利なものを紹介する。当院で使用しているツールも紹介しているので、参考にして頂き、読者の皆さんの医療機関に合わせてカスタマイズし、活用頂きたい。

## 1．外国人患者受け入れの準備のとき

　医療機関が外国人患者受け入れの準備をする際に用意しておくと便利なものは、以下のとおりである。

### 1・医療通訳サービス

　救急外来には、いつ、何語を話す患者が来院するかわからない。言葉が通じないと、診察に時間がかかるうえに問診もできない。外国人患者が受診したときに安全に診療ができるように、24時間対応可能な医療通訳サービスを導入しておこう。

### 2・英文診断書簡易版

　旅行保険会社に提出したり、飛行機やクルーズ船に搭乗するために「すぐに診断書を書いてほしい」と言われても、忙しい救急外来では対応が難しいだろう。そのようなときに役立ち、すぐに英文診断書を書くことができるフォーマットを紹介したい。日本語が併記されているので、英語が不得意であったり、どうやって書いたらいいかわからないという医師でも簡単に英文診断書を書くことができる。ただし、英

| |
|---|
| Name of Patient/患者名: |
| Date of Birth/誕生日:　　　　　　　　　　　　Sex/性別:　　□ male/男　□ female/女 □ others |
| Patient ID/患者 ID:　　　　　　　　　　　　　　　　Nationality/国籍: |
| Date of onset or date of sickness/injury/accident 発症日もしくは事故日 |
| Date of arrival to TMDU/受診日　　　　　　□ walk-In　　□ emergency transport(救急搬送) |
| Diagnosis/診断名　　　　　　　　　　　　　　　□ confirmed　　□ suspected |
| History of present illness/病歴 |
| This is a＿＿＿year-old　(male/female) who presented to our hospital (TMDU) on＿＿＿＿＿＿ at＿＿＿＿＿＿ |
| with ＿＿＿＿＿＿＿＿＿＿＿＿＿＿＿＿＿＿＿ for ＿＿＿＿＿＿＿ . |
| □ Patient has no same/similar symptom/treatment history/過去に同様の症状・治療（既往）なし |
| Findings and results of tests/診察所見および検査結果(血液検査・画像所見等) |
| □ Physical examination　→　□Within normal limits　　　Comment |
| □ Blood test　　　　　　→　□No abnormal findings |
| □ X-ray　　　　　　　　→　□No abnormal findings |
| □ CT/MRI　　　　　　　→　□No abnormal findings |
| □ Ultrasound　　　　　→　□No abnormal findings |
| Treatment, medication, procedure/治療内容・使用薬剤・処置 等 |
| □ Observation and advice/観察と助言　　　　　　□ Suture of wound/縫合 |
| □ Oral medication/経口薬　　　　　　　　　　　　□ Fixation/患部の固定 |
| □ Infusion/点滴 |
| Detail /詳細(投与内容等) |
| Further treatment plan/治療計画・再診予定等 |
| □ No need for follow-up/再診の必要なし |
| □ Need a return visit (TMDU/Other hospital): in below cases/以下に該当したら再受診が必要 |
| 　□ Symptom persists or aggravates. /症状が持続もしくは増悪するとき |
| 　□ Another symptom emerges. e.g. (　　　　　　　　　　)/新たな症状が出てきたとき |
| □ Need to consult a doctor as soon as patient returns to his/her own country. 帰国後すぐに医療機関を受診 |
| Comments/コメント・患者に関する留意事項 |
| I have examined the patient and have made the following assessment of the medical condition: The patient is able to sit upright unassisted. I hereby declare that the patient is fit to travel by air on the date(s) : ＿＿＿＿＿＿＿＿＿ |
| (患者の診察をし、記載の期日以降、自力で通常の飛行機搭乗が可能と判断します) |
| Signature by Doctor(署名) ＿＿＿＿＿＿＿＿＿＿＿＿　　Date(日付) ＿＿＿＿＿＿＿＿ |

Tokyo Medical and Dental University (TMDU) Medical Hospital

## 図 9　英文診断書簡易版

語の病名は記載しなければならないので、医学辞書で調べる必要がある。患者の氏名は、必ずパスポートに記載されている正式なスペルで記載する（図9）。

## 3・電子辞書

英語での診察時や英文診断書を書くときなど、救急外来に1つあると便利である。

## 4・研究の同意書

研究発表をするために、あらかじめ患者に同意を得ておくための同意書のフォーマットを図10に提示する。同意書には日本語・英語を併記している。

---

### 学術雑誌・学会発表に関する同意書

#### Informed consent for publication and presentation

私は、東京医科歯科大学医学部附属病院に提供した医療に関わるあらゆる私の情報が、特定の個人を識別せず私のプライバシーが守られるという条件のもとで、学術雑誌や学会における発表に使用されることに同意します。

I agree that all my medically related information I provided to the Tokyo Medical and Dental University Medical Hospital is used for publication in academic journals or presentation at conferences, under the condition that it cannot identify a specific individual and my privacy is protected.

患者氏名 Patient's name＿＿＿＿＿＿＿＿＿＿＿　　日付 Date＿＿＿＿＿＿＿

---

**図10　研究の同意書**

# Consent Form/同意書

To the director of the hospital/病院長殿, _____

(Hospital name/病院名)

_____has been given explanation according to the explanatory document on _____
(name of medical procedure) regarding the medical procedure to be performed on _____/_____/_____(Year/Month/Day).

/_____様が_____年_____月_____日に受ける診療行為にあたり、

_____の説明書などにて下記の事項について説明しました。

（医療行為名）

☐Name of disease, clinical condition/病名、病態

☐Purpose, necessity and effectiveness of the treatment or examination/治療（検査）の目的・必要性・有効性

☐Details, characteristics and precautions regarding the treatment or examination

　/治療（検査）の内容と性質および注意事項

☐Risks of the procedure (treatment/examination) and their incidence rate/治療（検査）に伴う危険性とその発生率

☐Procedures in the case of unexpected symptoms/complications/偶発症発生時の対応

☐Possibility of alternative treatment/examination, and accompanying risk factors and incidence

　/代替可能な治療（検査）およびそれに伴う危険性とその発生率

☐Possible outcome and prognosis if the treatment/examination is not performed

　/治療（検査）を行わなかった場合に予想される経過

☐The patient's specific request(s)/患者様の具体的希望

☐Patient's contact information/患者様連絡先の確認

☐Withdrawal of consent for treatment/examination/治療（検査）の同意撤回

☐Blood transfusion related matters/輸血関連

☐Explanation of the examination for infectious diseases/感染症検査に関する説明

☐Patient's right to ask for another doctor's opinion (second opinion)

　/その他の医師の意見（セカンドオピニオン）を求めることが出来ること

☐Others/その他

■Date of explanation/説明年月日：_____/_____/_____ (Year/Month/Day)

Time/説明を行った時間: _____

■Place/説明場所: _____

■Physician providing explanation/説明を行った医師名: _____

(Physician's signature or seal/署名あるいは押印)

■Witness for the hospital/病院側同席者 _____

■Witness for the patient/患者側同席者 _____

Relationship with the patient/患者との関係：_____

## 図 11-a　治療中断の同意書

English/英語

Having fully understood the above explanations, I [ give my consent / do not give my consent ] of my own free will to receive treatment/examination. (Circle your choice)

/以上について、内容を十分理解し、自由な意思に基づき、この治療（検査）を受けることに

[ 同意します。 / 同意しません。 ] （どちらかに○をつけてください。）

/ / (Year/Month/Day)/同意年月日

Patient/同意者 (in person/本人)：＿＿＿＿＿＿＿＿＿＿＿＿＿＿＿＿ (Signature/署名)

(Legal representative/代諾者)：＿＿＿＿＿＿＿＿＿＿＿＿＿＿＿＿ (Signature/署名)

Relationship with the patient/患者との関係：＿＿＿＿＿＿＿＿＿＿＿＿＿＿＿＿

*When the patient cannot sign by him/herself or he/she is a minor, their legal guardian or representative should sign above.

/※本人が署名できない場合、未成年の場合には、保護者又は代理人に署名をお願いします。

*I understand that even if I consent to the examination, I am free to withdraw my authorization at any time.

/※同意された場合でも、いつでも撤回することができます。

> After both parties have signed this consent document, one copy will be given to the patient, and the original will be kept by hospital.
> /患者様署名後にコピーを1部取り、コピーを患者様へお渡しします。原本は病院保管

**図 11-b　治療中断の同意書**

## 5・治療を中断するときの同意書（図 11）

　医師が患者の理解できる言語で、入院や治療の必要性を説明して勧めたにもかかわらず、患者の希望により治療を中断する場合は、文書で記録を残しておいた方がよい。患者の話す言葉の文書がない場合は医療通訳サービスを利用して、患者が理解できる言語で説明し、同意を得ること。

　治療中断の同意書は厚生労働省のホームページからも5ヵ国語でダウンロードできる[1]。

表5　単位の換算表（概算）

| 体重 | | 身長 | | | 体温 | |
|---|---|---|---|---|---|---|
| キログラム | ポンド | センチメートル | インチ | フィート／インチ | 摂氏 | 華氏 |
| kg | lb | cm | in | ft/in ※1 | ℃ | ℉ |
| 80 | 176 | 180 | 71 | 5'11" ※2 | 40 | 104.0 |
| 70 | 154 | 170 | 67 | 5'7" | 39 | 102.2 |
| 60 | 132 | 160 | 63 | 5'3" | 38 | 100.4 |
| 50 | 110 | 150 | 59 | 4'11" | 37 | 98.6 |
| 40 | 88 | 140 | 55 | 4'7" | 36 | 96.8 |

※1：1foot＝12inches
※2：5'11" は 5 ft 11in（five feet eleven inches）と読む。
◎重さ…ポンド：lb＝（kg）× 2.2　　　キログラム：kg＝（lb）× 0.45
◎インチ…インチ：in＝（cm）× 0.4　　センチメートル：cm＝（in）× 2.54
◎体温…華氏：℉＝（℃× 1.8）＋ 32　　摂氏：℃＝（℉－ 32）× 5/9
（森島祐子，ほか：そのまま使える病院英語表現5000. 第2版，p216，医学書院，東京，2013による）

## 6・単位換算表（表5）

　患者に身長・体重を尋ねた際に、センチメートル（cm）やキログラム（kg）ではなく、フィート（feet）やインチ（inch）、ポンド（lb）で答えることがある。また、体温を摂氏（℃）ではなく華氏（℉）で表現する国もあるので、換算表を準備しておくと便利である。

# 2. 受付・会計時に役立つもの

　選定療養費の説明文書、概算医療費の料金表、医療費の領収書は、それぞれ厚生労働省の多言語問診票[1]に Word 版が up されているので参考にし、自院の様式に修正して準備しておく。

# 3. ピクトグラムの活用

## 1・院内表示や掲示物

　記載できる言語数には限りがあるので、「禁煙」や「携帯電話の使用禁止」などの表示は、日本語がわからない患者でも一目でわかるピクトグ

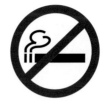

図 13　禁煙

関係者以外
立入禁止

DO NOT ENTER
STAFF ONLY

非相关人員
禁止入内

図 12　立入禁止

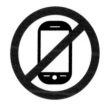

図 14　携帯禁止

ラムを活用しよう。ピクトグラムにはやさしい日本語、やさしい英語など、わかりやすい簡潔な言葉を添えて表示するとよい（図 12〜14）。

## 2・トイレの使用について

日本では馴染みがないが、海外では洋式便座の上でしゃがむ人もいるため、便座の上にしゃがむことを禁止するピクトグラムがある。このような使い方をすると、便座に靴の跡がついていたり汚れているのでわかる。不衛生なうえ、次に使う人が困るので、注意が必要である（図 15）。

## 3・注射針をゴミ箱に捨てないで

注射針は感染性廃棄物であり、清掃職員の手に刺さったりしては危険なので、ピクトグラムで注意喚起しよう（図 16）。

## 4・ポケット Wifi

院内に Wifi が整備されていない場合、救急外来の受付に、病院で

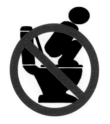 

**図15　洋式便座の上でしゃ　　図16　注射器の不法投棄**
**　　　がむことを禁止する　　　　　禁止**

契約した外国人患者に貸し出し可能なポケット Wifi を用意しておく
と便利である。患者や患者の同行者が海外にいる家族や旅行保険会社
に連絡を取ったり、送金を依頼するときに利用する。国際電話をかけ
ると高額になってしまうため、外国人患者が利用できる Wifi がある
と便利であり、未収金の予防にもつながる。


### 5・アスリートでも使用可能な大型車いす、ストレッチャー

　アスリートや大柄な外国人の来院に備えて使用可能な大型の車いす
やストレッチャーを導入しておくとよい(**図 17**)。

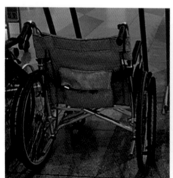 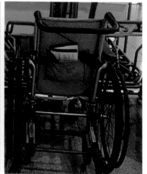

**図17　大型車いす(左)と普通の車いす(右)**
（成田空港で撮影）

40

## 4. 外国人患者の受け入れ可能な医療機関

　救急外来から地域の医療機関に患者を紹介し、患者が受診した際に「外国人は診られない」と断られてしまい、救急外来に戻って来たことがある。都道府県ごとに選出された「外国人患者を受け入れる拠点的な医療機関」や、地域で外国人患者を受け入れてくれる医療機関や医療通訳がいる医療機関をリストアップしておくと便利である。

　また、医療機関ごとに住所や電話番号、診療時間などを多言語で記載した案内文を用意しておくと、患者に案内するときに便利である。当院では、**図18**のような案内文を作成し、クリアファイルに入れて救急外

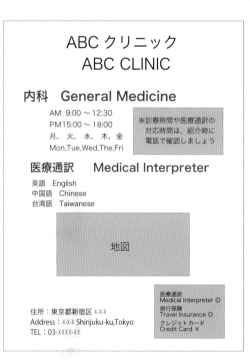

**図18　日本語・英語併記の案内文**

来に設置している。コピーして外国人患者に渡せば、日本語が話せなくてもタクシーに乗る際や道に迷ったときにどこに行きたいか示すことができる。

　診療時間や休診日は変わることがあるので、案内する際は念のため電話で確認する。

## 5．メールアドレス

　スタッフが個人的に患者や保険会社、紹介先医療機関など外部との連絡を直接取ることはトラブル防止のために避ける方がよい。また、スタッフが退職した後、対応に困ることがある。病院で外国人患者対応に特化したメールアドレスをつくり、連絡を取るようにする。患者・家族、転院先の医療機関や保険会社など、外国人患者対応に関する問い合わせ窓口として、診断書にもそのメールアドレスを記載する。

　救急外来では、24時間いつ外国人患者が来院するかわからない。本項を参考に、準備を進めよう。

### ■ 文　献

1）厚生労働省：外国人向け多言語説明資料一覧（https://www.mhlw.go.jp/stf/seisaku nitsuite/bunya/kenkou_iryou/iryou/kokusai/setsumei-ml.html）.

# II.

コミュニケーション

# 1. 医療通訳
## (対面通訳、電話・ビデオ通訳、機械通訳)

### ●はじめに

　言葉が通じない外国人患者には、医療通訳を介して、患者が理解できる言語で説明・同意を取ることが重要である。本項では、医療通訳の必要性、種類、医療通訳がいないことで起こりうるトラブルやリスクについて解説する。医療通訳サービスを導入していない医療機関は、第Ⅶ章の便利帳（207頁）も参考にして、医療通訳サービスの導入を検討して頂きたい。

　医療通訳は、患者のためのサービスであるというだけでなく、医療機関の職員をトラブル・訴訟から守ること、医療安全の観点から必要である。

---
**●なぜ通訳は必要なのか？**

　　言葉が通じないと、適切な説明・同意を取ることができない。

　　　　⬇そして、主に以下のようなリスクが考えられる。

・本人・家族の治療への協力が得られない

・治療の中断、遅れ

・信頼関係を築くことができない

・トラブル・訴訟のリスク

---

## 1. 言葉の壁を解消するために

　外国人診療において、最も困るのが言葉の壁である。医療におけるコミュニケーションは生命にかかわる。救急外来には、いつ、何語を話す患者が来院するかわからないため、困ったときに、すぐに医療通

訳を利用できる体制をつくっておこう。

　例えば、薬を投与する際には、アレルギーやドーピングに該当しないかを確認し、患者が理解できる言語で説明、同意を得る必要がある。また、世界にはさまざまな文化や宗教があり、宗教上の禁忌や配慮が必要なこと（食品や薬品）についても、患者に確認することが重要である。トラブルになってしまうこともあり、知らなかったでは済まされない（「Ⅵ．薬を処方するときに知っておきたいこと」204頁参照）。

## 1・本当はわかっていない？

　医師が話す言葉は専門的で、話すスピードが速いため、外国人患者にとっては理解することが難しいことがある。そして、患者が「はい」と言ったり頷いても、実は理解できていないことがある。国によっては、医師の地位が高く「医師に話しかけたり、質問することが失礼」だと考えられていることもあり、わからないことがあっても質問しないこともある。

　ここでは、医療通訳の不在によるミスコミュニケーションによって、訴訟に発展してしまった事例を紹介する。

### 事例1

**【説明したことが伝わっていなかったことによる損害賠償請求】**

　日本語がカタコトしか話せない外国人患者に、医師が日本語で手術の説明を行った。その際、手術によって起こりうるリスクについても説明し、同意を得たと思っていたが、患者は理解していなかった。

　手術中の神経損傷により再手術が必要になった。また、運動障害を負ったため仕事が続けられなくなり家計に支障が出たこと、説明義務違反（医療通訳を介して患者が理解できる言語で説明されなかったこと）について、損害賠償請求を起こした。患者は、リスクがわかっていれば手術は受けなかったと主張した。

### 2・家族や知人の通訳は本当に大丈夫？

日本語を話す患者の家族や友人が通訳として診察に同伴したら、「日本語が話せる人が来てくれてよかった」と思うかもしれない。しかし、患者の家族や友人は、日本語で日常会話ができたとしても、「医療用語を正確に通訳するスキルをもっているだろうか？」「守秘義務を守れるだろうか？」と考えてみよう。医療におけるコミュニケーションは生命にかかわるため、適切な研修を修了した医療通訳に通訳を依頼することが望ましい。

患者の病名をうっかり共通の知人に話してしまったり、故意ではなくても間違えて伝えてしまうことがあるかもしれない。生命にかかわる説明をするため、通訳をする人にもストレスになる。例えば、家族に深刻な病名や余命を伝えるときに平常心でいられるだろうか？

---

**事例2**

【家族や知人の通訳は信用できるか？】

末期癌の外国人患者が、日本語が話せる娘と通院していた。診察では、「抗がん剤の副作用が強くなり、中止せざるを得なくなった、もう余命は短い」という旨の話をしていたのだが…。

医師が長い説明をしているのに、娘が患者に説明しているのは、一言、二言で、患者がなんと言っているのかを尋ねても「大丈夫です」という返事があるのみだった。そして、娘と患者は笑顔で話している。「・・・ちゃんと伝わっているのか？」医師は不信に思ったが、言葉がわからないので確認のしようがない。

---

このように、通訳者が正確に伝えているか疑った経験がある人もいるかもしれない。英語ならまだしも、その他の言語だと何を話しているのかまったくわからない。

続きを見てみよう。

【医療通訳を介入させたら・・・？】

娘の通訳を不信に思った医師は、次の診察で電話による医療通訳サービスを利用し、患者の理解度を確認することにした。

電話で医療通訳の説明を聞いていた患者の顔色が変わり、泣き出してしまった。そして、娘が怒り出した。

「なんでお母さんに悪いことを伝えたの？」

娘は、患者が治療を諦めないように、敢えて厳しい病状や予後を伝えていなかったのである。

かつては日本でも、不治の病のときには本人に伝えないことがあったが、現在は患者に告知をすることが一般的になっている。患者本人に告知をすることは、治療への協力、患者の自己決定支援につながる。

事例2の患者は自身の状況を受け入れ、母国に帰国することを選んだ。まだ飛行機に乗ることができる状態だったので、帰国して家族と再会することができた。そして、母国で亡くなったそうである。

### 3・子どもに通訳をさせてはいけない

日本で暮らす外国人家族の中で、一番早く日本語を覚えるのが子どもたちである。そのため、子どもが外国人コミュニティの通訳として病院に同行することがある。また、通訳のために学校を休んだり、夜中に救急車に同乗してくることもある。

しかし、子どもが医療現場の通訳を担うことは、精神的な負荷が大きいことに加え、学業の遅れや、健全な発育に影響を及ぼすリスクがあるため、子どもに通訳をさせてはいけない。

医療通訳は、患者のためのサービスというだけでなく、医療従事者をトラブルや訴訟から守ること、医療安全の担保のために必要だと言える。医療用語も正確に通訳できる高い語学力を有し、倫理や守秘義務を守ることができるプロの医療通訳者を介して診察をしよう。

## 2．医療通訳サービスを使うときに知っておきたいこと

### 1・時間がかかる

医療通訳を使う際には、どうしても時間がかかってしまうが、患者が理解できる言語で説明・同意を得ることが医療安全上必要であると考えてほしい。しかし、救命で一刻を争う場面や、患者の母国語の通訳が手配できなかったときには、医療通訳を待つよりも救命が優先されるだろう。その際は、医療通訳を介入させることができなかった理由をカルテの記録に残しておくとよい。

### 2・医療通訳の規約の作成

例えば、カナダのトロント総合病院の医療通訳規約には、以下のように記載されている[1]。

> 患者の知人が通訳して、患者が治療内容を理解していないことによるトラブルがあったことから、通訳規約を作成している。通訳規約には、「コミュニケーションは、安全に医療を提供するために欠かせないため、医療通訳の研修を受けていない院内スタッフおよび患者家族による通訳は推奨できない。可能な限り資格を有する医療通訳を使用する旨記載されている。また、16歳未満の者、医療通訳研修を受けていない院内ボランティア、その他の患者、家族、同行者による通訳は認められない。ただし、緊急の場合や医療通訳が遅れることにより身体に重大な危害を及ぼすリスクがある場合は、医療通訳を介さず治療を開始する場合がある」とある。

また、規約には通訳者が故意でなくとも間違えてしまい、トラブルになった際の保険や責任についても記載しておくことが望ましい。

病院の賠償責任保険でカバーされるのか、通訳者自身が保険に加入しているのかなど、病院の顧問弁護士に相談し、規約をつくって記載しておく。

## 3・やさしい日本語を使う

やさしい日本語とは、日本語を勉強中の外国人にもわかりやすい日本語であり、医療通訳を使う際は、通訳者が理解しやすく、翻訳しやすい日本語のことである。

医療従事者は、認知症の高齢患者や小児患者に話すときに、わかりやすく話すことに慣れている。しかし、外国人に子どもに話しかけるように話すと、失礼だと受け取られる可能性があるので、「です」「ます」調の丁寧語を使うようにする。

### やさしい日本語のコツ

- ・短く区切って（１文を短くして）通訳をする間を空けよう。
- ・正しい文法で。
- ・わかりやすい、簡単な言葉を選ぶ。
- ・ゆっくり話す。
- ・オノマトペ（擬音語、擬態語）は避ける。

オノマトペとは、例えば「チクチク」「ヒリヒリ」など痛みを表す言葉としてよく使われる。これは日本語特有の表現のため、外国人にはわかりにくい。「チクチク」であれば針で刺されるような痛み、「ヒリヒリ」であれば焼けるような痛みといった、表現方法を変える工夫が必要である。

## 3．通訳の種類

### 1・対面通訳（図1）

　通訳者がその場にいることで、安心感がうまれる。医療通訳者を雇用する医療機関が増えてきたが、24時間、いつ、何語を話す患者が来るかわからない救急外来で医療通訳者が待機することは難しいだろう。語学が堪能なスタッフが通訳を任されるという話もよく聞くが、スタッフの負担にならないよう考慮しなくてはならない。

　電話通訳やビデオ通訳を使えば、院内に通訳者がいなくても、必要なときだけ通訳サービスを利用することができる。救急外来では、24時間365日対応しているサービスを利用することが望ましい。

　電話通訳やビデオ通訳の場合、通訳者が応答するまで少し時間がかかる。それでも、医療通訳を使う理由は、適切にコミュニケーションを取ることが、医療安全につながるためである。

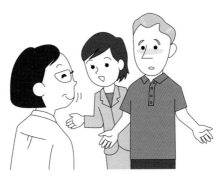

**図1　対面通訳**

### 2・電話通訳（図2）

　医療通訳のコールセンターに電話をかけて、患者と受話器を交換しながら話す。電話口の通訳者は、医師とは日本語で、患者とは患者の

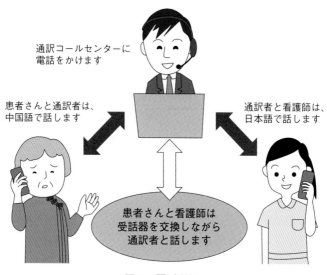

通訳コールセンターに
電話をかけます

患者さんと通訳者は、
中国語で話します

通訳者と看護師は、
日本語で話します

患者さんと看護師は
受話器を交換しながら
通訳者と話します

図2　電話通訳

理解できる言語で話す。

　電話通訳には導入しやすいというメリットがあるが、外線電話を使わなくてはならないので、救急外来の電話応対に支障が出てしまう。そのようなときは電話回線を使わないタブレット端末を利用するとよい。

### 3・ビデオ通訳（タブレット端末）（図3）

　東京医科歯科大学医学部附属病院（以下：当院）ではタブレット端末を使った遠隔医療通訳サービスを利用している。携帯電話のようにSIM が内蔵されていて持ち運びができるので、救急外来では電話通訳よりもタブレット端末を用いた医療通訳サービスが使いやすい。

　電話通訳（音声のみ）と、ビデオ通訳（テレビ電話のように、相手の顔が見える）の両方を利用することができる。テレビ電話のような仕組みで医療通訳コールセンターとつないで、医療通訳者と話す。

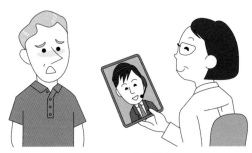

**図3　ビデオ通訳**
ビデオ通訳では顔を見ながら話すことができるが、必ずプライバシーに配慮し、患者の同意を得てから使用しよう。

　相手の顔が見えることで患者が安心したり、医療通訳者からも診察室の様子が見えるので通訳しやすいというメリットがあるが、肌を露出する検査や、患者が顔を見られたくないという場合の配慮が必要である。そのようなときはビデオをOFFにして音声のみで対応しよう。また、ビデオ通訳を利用しているときに、医療通訳者が出血や外傷を見てショックを受けてしまったこともある。そのため、ビデオ通訳を使う際には、患者の同意を取ることと、医療通訳者への配慮も忘れないようにしたい。

### 4・機械通訳（図4）

　「健康保険証を持っていますか？」「クレジットカードが使えます」というような、受付での簡単な会話であれば、機械通訳でも対応が可能だが、正確に意味が伝わっているか、確認することが重要である。正確に翻訳されているか確認できるよう、再翻訳の機能が付いている機械通訳を利用しよう。

## ４．個人情報の取り扱い

　医療通訳サービスを利用する際には、必ず患者に同意を取る必要が

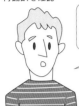
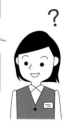

（日本語）日本の健康保険証を持っていますか？
（英語）Do you have a Japanese Health Insurance Card？
（再翻訳）あなたは日本の健康保険証を持っていますか？

意味が伝わっているか？
再翻訳を確認

（英語）No, I have a Travel Insurance.
（日本語）いいえ。私は旅行保険を持っています。
（再翻訳）No, I have Travel Insurance.

再翻訳機能で、正確に意味が伝わったか
確認しましょう

**図4　機械通訳**

ある。通訳会社を選ぶ際には、個人情報の取り扱いについて確認する。通訳会社の中には、医療通訳者が自宅から電話をかけている場合もあるが、個人情報を取り扱うため、セキュリティ管理が厳重にされたコールセンターから電話対応をしてもらうことが望ましい。

## 5．料金について

　沖縄県や愛知県、横浜市のように行政で医療通訳サービスを無料で提供している地域もある。当院では、病院が医療通訳サービスの費用を支払っている。医療通訳サービスは料金の安さだけでなく、医療通訳者のレベルや個人情報の取り扱い、誤訳によるトラブルが起きたときの対応などを基準に選ぼう。また、医療通訳者が常駐しておらず、依頼が来てから医療通訳者を探す会社もあるため、対応言語数や対応時間も確認しておこう。

## ■ 文　献

1）二見　茜：多文化主義国家カナダ；オンタリオ州の医療通訳制度．日本渡航医学会誌 13(1)：32-34，2019．

# 2 ■ 多文化・宗教への対応

## ● はじめに

　患者の権利に関する WMA リスボン宣言の尊厳に対する権利には、「患者は、その文化観および価値観を尊重されるように、その尊厳とプライバシーを守る権利は、医療と医学教育の場において常に尊重されるもの」と定められている（選択の自由の権利）[1]。

　宗教や文化は個人の死生観やライフスタイルにかかわるため、その特性を知っておくことは、円滑な医師・患者関係を築くために有効である。しかし、世界中にはさまざまな宗教や文化があるので、そのすべてを把握することは困難だろう。

## 1．多文化対応能力（Cultural Competency）

　同じ宗教を信仰していても、一人ひとりライフスタイルや信条は異なる。また同じ国出身でも、一人ひとり入院生活で配慮すべきことが異なる。患者の食べられないもの（薬品や成分を含む）を摂取させてしまうと、医師が知らなかったとはいえ、トラブルになる可能性がある。

　そのため、多文化・宗教への対応ではマニュアルをつくるのではなく、患者とコミュニケーションを取ることを勧めている。言葉が通じないときは医療通訳サービスを利用してコミュニケーションを取り確認しよう。このように、患者とコミュニケーションを取りながら、患者の文化・宗教上配慮が必要なことを尊重した医療ケアを提供していくことを、多文化対応能力（Cultural Competency）という。

　治療を始める前に、患者に「あなたの治療を行ううえで、文化や宗教による配慮が必要なことはありますか？」と聞いてみよう。そして、

知り得た情報は、カルテに記載して、スタッフ間で共有するようにしよう。

## 1・食事や薬はアレルギーと同様の対応を

イスラム教では、豚とアルコールの摂取が禁じられている。また、ハラルという、イスラム教の教えに則って加工処理された食品(ハラル食)を摂取することとなっている。日本では、多くの食品や薬品、化粧品などに豚やアルコールのエキスが含まれているため、豚・アルコールのエキスまで禁止するか確認する(「Ⅵ.薬を処方するときに知っておきたいこと」204頁参照)。宗教対応は個人の好き嫌いではない。アレルギーと同様の対応とする。

## 2・患者に訊くことが大切

配慮が必要な食事については、病院で「できること」と「できないこと」を説明し、できる範囲での対応となるだろう。例えばユダヤ教の患者が入院してきたときに、病院ではユダヤ教のコーシェル食を提供できないことを説明したら、「ベジタリアン食を用意してくれれば大丈夫」と言われたので対応することができた。しかし、患者がどうしてもコーシェル食を希望するなら、食事制限がない場合であれば、家族に持ってきてもらうか、院外のケータリングサービスを利用することを提案することもある。

また、ユダヤ教では金曜日の日没から土曜日の日没までが安息日となっており、旧約聖書で天地創造の7日目に神が休息したことから、敬虔なユダヤ教徒は、身体と精神を休めるために、電化製品を使用することや文字を書くことも避け、休息を取る。しかし、病院は休むことができないので、ユダヤ教の病院では安息日でも非ユダヤ教徒のスタッフが働いている。

### 3・ベジタリアンもいろいろ

当院の近く、東京の御徒町にはジャイナ寺院がある。インドを発祥とするジャイナ教は非殺生の宗教として知られている。例えば、ジャガイモやゴボウなどの土の中に実る根菜は、採取する際に虫や微生物を殺してしまう恐れがあるため、摂取が禁じられている。このように、菜食主義者(ベジタリアン)と言えど一括りにはできない。野菜の中でも食べられないものがある場合もあるので、具体的に確認し、対応方法について話し合い、患者・家族と対応方法を入院時に相談して決めておこう。

## 2. イスラム教について

イスラム教徒は世界に16億人いると言われているが、その一人ひとりのライフスタイルは異なる。イスラム教では豚とアルコールが禁じられているが、気にせずアルコールを飲む人もいれば、厳格な信者からは「アルコール綿が肌に触れることも避けてほしい」と言われることもある。同じ宗教であっても、前者・後者への対応は異なる。世界中の文化・宗教すべてに対応したマニュアルをつくることは不可能であるため、宗教対応は、マニュアルをつくるのではなく、患者自身に訊くことが重要である。

「患者が知らないうちに禁忌とされている食品を摂取していた」ということになればトラブルになる可能性があるので、入院前に確認しておこう。

### 1・知らなかったでは済まされない！

2018年2月の看護師国家試験で、経済連携協定(Economic Partnership Agreement；EPA)で来日したイスラム教徒の女性受験生がヒジャブを装着して受験していた。その際、試験監督官はカンニング防止のため、ヒジャブの中にメモなどを隠していないかヒジャブをめくって確認したことが問題となり、厚生労働省が謝罪した。筆者の知人

のイスラム教徒の女性に訊いたところ、ヒジャブをめくって覗かれることは、裸を見られることと同じくらい恥ずかしいことだそうである。

敬虔なイスラム教徒の女性は手を除いた身体の大部分を布で覆っている。これは、「女性の美しい部位」を隠し、男性を誘惑しないように、という宗教上の教えからきている。

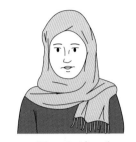

**図5　ヒジャブ**
・ヘッドスカーフ
・髪と耳、首を覆うが、顔は見える
・世界中のイスラム教徒の女性に使用されている

このように、ヒジャブなどで肌を隠している女性は外見上イスラム教徒であることがわかるので、受診してきた際には配慮が必要である（**図5**）。

## 2・女性の医師を希望するときの対応

イスラム教では、家族以外の異性がいる場所での肌の露出および接触が禁止されているため、イスラム教徒の女性は、女性医師の診察を希望する可能性がある。しかし、女性医師が対応できないこともあるだろう。特に出産は、いつ陣痛が来るかわからないので、必ず女性医師が対応できるとも限らない。帝王切開をすることになったとき、「女性医師だけで対応してほしい」「男性医師に妻の胸や女性器を見られたくない」と患者の夫に言われ、対応できないことを伝えてトラブルになったことがある。

当院は男性医師の比率が高く、特に夜間や休日はスタッフが少ないため、医師の性別のリクエストに応えることができないこともある。そのため、女性医師の対応を約束できないことを、初回診察前に国際医療部のスタッフが説明し、同意を得ることにしている。また、女性医師が診察する場合でも、男性の研修医や実習生が同席する可能性があることも併せて説明している。

## ・説明と同意を得たうえで、できる範囲での対応を

　イスラム教の教えにおいても、生命を救うことが優先され、また、イスラム教徒が多い中東や東南アジア、ウイグル自治区などにおいても男性の産婦人科医はいる。しかし患者には「選択の自由の権利」[1]があるので、例えば、自院では女性医師が対応できないが、不妊治療などの緊急ではない治療を希望する場合には、女性医師が対応できる近所のクリニックを紹介するのも1つである。このように、緊急時を除いて、患者の希望に応えられる医療機関を紹介することは、応召義務違反にはならない。

---

**事例1**

**【ヒジャブを装着したまま手術】**

　手術を行う際、患者と夫が手術室のスタッフをすべて女性にしてほしいと希望したが、男性の麻酔科医師も入ることになった。男性医師が入ることを説明すると、患者は「せめてヒジャブを装着したままにしてほしい」と訴えた。頭部の手術ではなかったため、ヒジャブを装着したまま手術を行うことが許可された。このような場合、「日本の医師は髪の毛を見ても誘惑されません」といった、文化を否定するような発言は避け、医学的に緊急手術が必要であること、またヒジャブを外さなくてはならない場合は、その理由も説明しよう。

---

**事例2**

**【ノックをしてから1分待ってから入室】**

　男性医師が対応することになった場合、訪室の際は女性の看護師が必ず同席して患者と男性医師が2人きりにならないようにする、寝るときはヒジャブを外しているため、ヒジャブを装着する時間を考慮して、緊急時を除き「ノックをしてから1分待ってからドアを開ける」など、患者や家族と話し合って、対応方法を決めておくようにしている。

## 3. 緊急時の対応

　患者が宗教上の理由により輸血を拒否したにもかかわらず、医師が輸血を行ったことによって法廷で争われたエホバの証人輸血拒否問題では、生存権（生きるための医療を受ける権利）と人格権（宗教の信仰の自由）の２つが議論の核となった。結果、最高裁は患者の自己決定権を尊重し、医師が行った輸血の処置を違法とした（最判平成12年2月29日）[2]。これによって患者の意思の確認が重要であることがわかるが、意識不明で患者とコミュニケーションが取れないときや、患者が未成年の場合はどうしたらよいのだろうか。

　患者の権利に関するWMAリスボン宣言には、以下のように記されている。

【意識のない患者】[1]

ａ．患者が意識不明かその他の理由で意思を表明できない場合は、法律上の権限を有する代理人から、可能な限りインフォームド・コンセントを得なければならない。

ｂ．法律上の権限を有する代理人がおらず、患者に対する医学的侵襲が緊急に必要とされる場合は、患者の同意があるものと推定する。ただし、その患者の事前の確固たる意思表示あるいは信念に基づいて、その状況における医学的侵襲に対し同意を拒絶することが明白かつ疑いのない場合を除く。

ｃ．しかしながら、医師は自殺企図により意識を失っている患者の生命を救うよう常に努力すべきである。

　患者の家族や代理人もおらず、患者の意思が確認できない場合は、救命を優先することになる。同伴者がいない身元不明の患者が救急外来に搬送されることもある。一人旅の途中で自殺企図をしたり、事故

や急病で亡くなることもあるが、その場合は所持品の中からパスポートを確認し、大使館に家族への連絡を依頼することもある。

---

### 事例3

**【医療ネグレクトへの対応】**

　2012（平成24）年に民法の「親権制限制度」が施行された。15歳未満の場合は、医療ネグレクトとして児童相談所長が親権喪失申立てをし、法的手段による輸血も可能である。児童福祉法には国籍要件がないため、外国人患者であっても対象になる。日本人患者の症例であるが、平成25年には、白血病で輸血が必要な小児患者の輸血を両親が宗教的な理由から拒否したが、児童相談所長による親権停止の審判申立てが認容され、輸血が行われた事例がある（「平成25年度において申立てされた親権停止の事例等」）[3]。

---

　文化や宗教への配慮が医療現場では生命にかかわることもある。患者へのサービスという視点だけでなく、医療安全という視点で、アレルギーと同様の対応をすること、医療通訳を介して患者が理解できる言語で説明し、同意を得ることが重要である。また、方針を院内で共有し、必ず同じ説明や対応を全職員ができるようにしておくことが重要であろう。

### ■文　献

1）患者の権利に関するWMAリスボン宣言（https://www.med.or.jp/doctor/international/wma/lisbon.html）.
2）「エホバの証人」輸血拒否事件（https://www.cc.kyoto-su.ac.jp/~suga/hanrei/99-3.html）.
3）平成25年度において申立てされた親権停止の事例等（https://www.mhlw.go.jp/file/04-Houdouhappyou-11901000-Koyoukintoujidoukateikyoku-Soumuka/0000053236.pdf）.

# 3 ■ クレームへの対応

## ● はじめに

　トラブル・クレームへの対応で最も大切なことは、患者とコミュニケーションを取ることである。言葉が通じなければ、解決することは難しい。言葉が通じないときには、医療通訳を介して患者の話を聞き、患者が理解できる言語で説明することが重要である。

## 1．トラブル・クレーム対応のポイント

　近年、医療もサービス業だと考えられるようになり、医療機関でも接遇研修が行われるようになった。クレームにはマイナスのイメージがあるが、こちらが気づかなかった点を指摘してくれているというポジティブな視点をもつこともできる。それが、院内のサービス改善やスタッフの成長につながるかもしれない。また、少しでも前向きな気持ちで患者の話を聞くことで、新しい発見があるかもしれない。

　クレームを言う患者は、あなたの病院に期待している。ほとんどの患者は不満があっても、何も言わずに離れていくか、言わずに我慢してしまう。クレームは、ほかの患者の意見を代表するものかもしれない。外国人患者が安心して受診できる体制が整っている医療機関は、日本人患者にとっても安心して受診できる医療機関になるはずである。そして、クレームを受け止めて改善することが、結果として全体的な患者満足度の向上につながる可能性がある。

・患者や家族、医療者から意見をもらった際は、こちらから意見を述べるのは待とう。
・まず、相手が話し終わるまで聞き、「貴重なご意見を頂き、ありがとうございます」と相手を立てるようにしよう。
・そして、誠意をもってお詫びの言葉を述べよう。具体的な問題解決の話はそこから始まる。

## 2．暴力や暴言があったときの対応

### 1・まず身の安全を守ること

　理不尽なクレームやトラブルには毅然として対応しなくてはならない。そして、暴力や暴言があった際は、スタッフの身の安全を守ることが第一である。万が一、患者から暴言や暴力があったとしても、スタッフが患者に手をあげることや、相手が悪いと思っても、暴言と捉えられるような発言をすることは絶対に避けなければならない。1人で対応せず、ほかのスタッフを呼び、必要時には警察にも介入を依頼する（「Ⅳ-7．暴力への対応は？」137頁参照）。

　また、外国人患者が日本語を理解できないからといって、スタッフ同士で患者が不快になるようなことを話すのも避ける。

事例 1

【不注意な発言は避けよう】

　2015年1月末、静岡県磐田市にある病院の救急外来で、若手医師がブラジル人の患者家族に暴言を吐いたという事件が話題になった。事件が起きたのは2014年の12月。激昂する女児患者の家族に対し、医師らは2時間の説得を行った。それでも大声で入院の希望や急変時の責任の所在、診断書の作成を訴え続ける

家族に疲れ果てた医師が腹を立て「クソ、死ね」など不適切な発言をしてしまったという。家族がその様子をスマートフォンで撮影していたため、動画がインターネット上で拡散した[1]。

## 2・必ず複数のスタッフで対応する

クレームやトラブルは1人で対応してはならない。必ず複数のスタッフで対応する。対応者が変わることで、クールダウンすることもある。患者相談室などの専門部署の経験豊富なスタッフにサポートを依頼しよう。

トラブル・クレーム対応では、平常心を保てなくなってしまうこともあるかもしれない。そんなときはほかのスタッフに対応を任せて、いったん現場から離れて心を落ち着けるのもよい。また、周囲のスタッフが異変に気づいたら、かかわっているスタッフを離席させ、現場から離すことも大切である。

また、電話で責任者に代わるよう依頼されたら、責任者から折り返し電話すると伝えて一度切る。少し時間をおいて電話をかけると、落ち着いて話すことができる。

## 3・かかわったスタッフの心のケア

クレームやトラブルに携わった人の心のケアも大切なマネジメントである。怖くなって泣いてしまうスタッフもいるかもしれない。そのようなときは話を聞き、必要に応じて休息を取ることや、産業医など院内スタッフのメンタルヘルスケアの窓口となる部署にも相談しよう。

## 4・録音や録画の準備をしておく

当院では、救急外来や面談室に防犯カメラを設置している。また、録音機能のある電話やICレコーダーも用意している。患者が録音するときには病院側も録音し、録音した内容が改ざんされないように残

しておくこと。ただし、事前に録音の同意を取るようにしよう。

## 5・大事な話をしているときに笑うことは失礼

　人は、緊張したときや困ったときなどに笑ってしまうことがある。これは、笑うことで緊張やストレスを和らげる、一種の自己防衛反応だと言われる。しかし、悪意がなくても外国人患者を怒らせてしまうこともあるので、注意が必要である。

---

**事例2**

**【意図せずに患者を不快にさせてしまうことも】**

　外国人患者に英語で手術の説明をすることになり、英語が不得意なA医師は緊張していた。事前に予習し、関連する単語を調べてきたが、発音が悪いためか、なかなか伝わらない。それでも、患者はゆっくり話してくれたり、A医師の拙い英語を理解しようと一生懸命聞いてくれている。そんなとき、患者が「真剣な話をしているのに、なぜ笑っている！」と怒り始めた。A医師に悪気はなかったが、発音を間違えたときに照れ笑いをしてしまったのだ。

　患者の怒りは収まらず、上級医を呼んで対応を依頼し、担当医を交代することになった。

---

　上記は筆者が実際に対応した事例である。悪気がなくても、患者に「失礼な態度」だと受け取られてしまい、トラブルになってしまうこともある。特に、欧米では、真剣な話をしているときに笑うことは失礼なことなので、不用意に笑うことは避けなければならない。

　英語が得意でなくても、恥ずかしがらずに一生懸命話すことで患者に誠意が伝わるものである。自分が理解できるように一生懸命話してくれることで、患者からは感謝されるだろう。しかし、手術や検査などの専門的で、間違いが許されないような場面では、医療通訳を介入

させたり、翻訳文書を用意して、患者が理解できるように説明しよう（「Ⅱ-1. 医療通訳」44頁参照）。

　トラブル・クレームはいつ起こるかわからない。万が一に備えて、院内のトラブル・クレーム対応のマニュアルに、外国人患者への対応に関する内容を含めて準備しておこう。医療通訳サービスの導入や院内文書を翻訳しておくことなど、外国人患者の受け入れ体制を整備することは、患者へのサービスというだけでなく、トラブルが起きた際のスタッフの安全を守ることにもつながる。また、院内の医療安全研修で外国人患者対応研修を取り入れることも勧めたい。

## ■文　献

１）医師のキャリアパスを考える医学生の会：若手医師はなぜ外国人家族に「死ね」と言ってしまったのか？ 日経メディカル 2015/02/16（https://medical.nikkeibp.co.jp/leaf/mem/pub/cadetto/igakusei/sasatta/201502/540709.html）.

# 4 ■ 外国人と応召義務

## ● はじめに

　訪日外国人が急増していく中、医療機関においても、外国人患者を受け入れる機会が増加してきている。英語が話せればまだ対応可能だが、しばしば英語対応も難しい患者が来院してくる。

　当然だが、適切な診断、治療を行うためにはコミュニケーションは必須である。不確かな問診の結果、誤診をした場合には、損害賠償責任を負う可能性もある。その一方で、医師法 19 条 1 項は、医師に正当な事由なく、診療を拒んではならないとしている。

　どのような場合であれば、診療を拒否してもかまわない正当事由があると判断されるか。現時点での判断基準を提示する。

## 1．不法行為責任とは

外国人であることのみを理由として、診療を拒否することは許されない。

　外国人であることのみを理由に、宝石店の入店を拒否した事例（静岡地判平成 11 年 10 月 12 日）、ゴルフクラブの会員登録を拒否した事例（東京地判平成 7 年 3 月 23 日）、公衆浴場の入場を拒否した事例（最判平成 17 年 4 月 7 日）、賃貸マンションの契約を拒否した事例（京都地判平成 19 年 10 月 2 日）、いずれにおいても日本国憲法 14 条 1 項、国際人権 B 規約 26 条、人種差別撤廃条約の趣旨に照らし、不法行為に該当するとしている。

　したがって、たとえ医師法 19 条 1 項がなかったとしても、外国人であることのみを理由として診療を拒否した場合には、不法行為責任

を負うこととなる。

---

[日本国憲法 第14条1項] すべて国民は、法の下に平等であつて、人種、信条、性別、社会的身分又は門地により、政治的、経済的又は社会的関係において、差別されない。

[国際人権Ｂ規約 第26条] <u>すべての者は、法律の前に平等であり、いかなる差別もなしに法律による平等の保護を受ける権利を有する。このため、法律は、あらゆる差別を禁止し及び人種、皮膚の色、性、言語、宗教、</u>政治的意見その他の意見、国民的若しくは社会的出身、財産、出生又は他の地位等の<u>いかなる理由による差別に対しても平等のかつ効果的な保護をすべての者に保障する。</u>

[人種差別撤廃条約 第1条] この条約において、「人種差別」とは、人種、皮膚の色、世系又は民族的若しくは種族的出身に基づくあらゆる区別、排除、制限又は優先であって、政治的、経済的、社会的、文化的その他のあらゆる公的生活の分野における平等の立場での人権及び基本的自由を認識し、享有し又は行使することを妨げ又は害する目的又は効果を有するものをいう。

---

　しかし、診療行為については、単なる売買契約や賃貸借契約などとは異なる問題がある。

　医師が行う「診察」とは、「問診、視診、触診、聴診その他手段の如何を問わないが、現代医学から見て、疾病に対して一応の診断を下し得る程度のものをいう」[1]ことであるところ、外国人患者であり、言語での意思疎通ができず、問診が困難な場合には、適切な診察を行うことができない恐れが生じる。そのような場合でも、診療を拒否できないとなると、医師は、拒否すれば不法行為責任を負い、適切な診療ができず、結果として健康被害が生じた場合にも不法行為責任を負う

こととなってしまう。

## 2. 正当な事由の必要性

医師法 19 条 1 項は、「正当な事由」があれば、診療を拒んでもかまわないとしている。

> [医師法 第 19 条 1 項]　診療に従事する医師は、診察治療の求があつた場合には、正当な事由がなければ、これを拒んではならない。

　診療を拒むことに「正当な事由」がある場合として、厚生労働省はこれまで下記の通知を示している。

> 1. 昭和 24 年 9 月 10 日付医発第 752 号各都道府県知事あて厚生省医務局長通知
> 　診療に従事する医師又は歯科医師は医師法第一九条及び歯科医師法第一九条に規定してあるように、正当な事由がなければ患者からの診療のもとめを拒んではならない。而して何が正当な事由であるかは、それぞれの具体的な場合において社会通念上健全と認められる道徳的な判断によるべきであるが、今ここに一、二例をあげてみると、
> （一）　医業報酬が不払であっても直ちにこれを理由として診療を拒むことはできない。
> （二）　診療時間を制限している場合であっても、これを理由として急施を要する患者の診療を拒むことは許されない。
> （三）　特定人例えば特定の場所に勤務する人々のみの診療に従事する医師又は歯科医師であっても、緊急の治療を要する患者がある場合において、その近辺に他の診療に従事

する医師又は歯科医師がいない場合には、やはり診療の求めに応じなければならない。

（四）　天候の不良等も、事実上往診の不可能な場合を除いては「正当の事由」には該当しない。

（五）　医師が自己の標榜する診療科名以外の診療科に属する疾病について診療を求められた場合も、患者がこれを了承する場合は一応正当の理由と認め得るが、了承しないで依然診療を求めるときは、応急の措置その他できるだけの範囲のことをしなければならない。

2．昭和30年8月12日付医収第755号長野県衛生部長あて厚生省医務局医務課長回答

　医師法第十九条にいう「正当な事由」のある場合とは、医師の不在又は病気等により事実上診療が不可能な場合に限られるのであって、患者の再三の求めにもかかわらず、単に軽度の疲労の程度をもってこれを拒絶することは、第十九条の義務違反を構成する。

3．昭和49年4月16日付医発第412号各都道府県知事あて厚生省医務局長通知

　休日夜間診療所、休日夜間当番医制などの方法により地域における急患診療が確保され、かつ、地域住民に十分周知徹底されているような休日夜間診療体制が敷かれている場合において、医師が来院した患者に対し休日夜間診療所、休日夜間当番院などで診療を受けるよう指示することは、医師法第十九条第一項の規定に反しないものと解される。

　ただし、症状が重篤である等直ちに必要な応急の措置を施さねば患者の生命、身体に重大な影響が及ぶおそれがある場合においては、医師は診療に応ずる義務がある。

上記をまとめると、

①患者側の要因：患者の病態の緊急性、重症度
②医療機関側の要因：病院の規模、設備、機能（地域内での役割）、
　地域の外国人状況（外国人患者の発生が予見できるか）など
③事後の対応：適切なほかの医療機関への紹介など

を総合的に考慮し、社会通念上、診療を拒否することが正当と言える
場合には「正当な事由」があると考えられる。

　本件については「外国人患者の受入環境整備に関する研究」研究班が
報告を出している[2]ので、併せて検討されたい。ただし、本報告書は
法律家が主として検討したため、臨床的視点が欠けており、「結果と
して緊急対応が必要であった場合」の検討がなされていない点が残念
である。

### ■ 文　献

１）健政発 1075 号平成 9 年 12 月 24 日厚生省健康政策局長通知.
２）厚生労働省：外国人患者の受入れのための医療機関向けマニュアル（https://www.
　mhlw.go.jp/content/10800000/000501085.pdf）.

# III.

感染症への対応

# 1. 輸入感染症診断のための アプローチ

● はじめに

　近年、グローバル化によって国際旅行はますます一般的になってきており、近年では年間 11 億人もの人が国際旅行をしている。もちろん日本も例外ではなく、2018 年の海外からの訪日外国人は 3,100 万人以上で、過去最高を記録している。もはや外国人を診療する機会は決して稀ではない。

　このような背景の中、エボラウイルス病や中東呼吸器症候群、デング熱、ジカウイルス感染症など新興再興感染症の拡大が世界における公衆衛生上の脅威となっている。これらの感染症は旅行者によって日本国内に持ち込まれる可能性がある。

　実際に 2014 年に日本国内でデング熱が流行したことは記憶に新しく[1]、またジカウイルス感染症も 2013 年 12 月の第 1 例目から 2017 年 6 月末の時点でこれまでに 16 例の輸入例が報告されている[2]。

　隣国の韓国では中東からの輸入例を発端とした中東呼吸器症候群がアウトブレイクし 186 名の感染者を出した[3]。訪日外国人の増加は経済発展などの正の側面だけでなく、負の側面も併せ持っているのである。ここでは外国人患者の感染症診療のポイントとピットフォールについて述べる。

## 1. 渡航歴のある患者へのアプローチ

　渡航歴のある患者へのアプローチとして重要な 3 つのポイントは、「渡航地」「潜伏期」「曝露歴」である。外国人患者の感染症の評価も基本的にはこの 3 つのポイントに沿って診断を進めていく。

## 1・渡航地

ここでいう渡航地とは、外国人の本来の居住地であったり、訪日の前に訪れていた国を指す。渡航地によって罹患しうる疾患の種類や頻度は大きく異なる。発熱患者であれば図1のような分布になる[4]。

例えば、サハラ以南アフリカから帰国した患者の発熱はマラリアが原因であることが非常に多い一方、東南アジアではマラリアよりもデング熱の方が頻度が高い。南アジアでは腸チフス・パラチフスの頻度が高い。

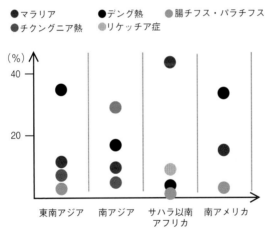

**図1　海外渡航後に病院を受診した発熱患者の渡航地と感染症の頻度の関係**

(Leder K, Torresi J, Libman MD, et al：GeoSentinel surveillance of illness in returned travelers, 2007-2011. Ann Intern Med 158：456-468, 2013 より作成)

## 2・潜伏期

次に確認すべきは潜伏期。現地（リスク地域）にいつからいつまで滞在していたのかを確認し、発症した日から換算して、現地で感染したとすると潜伏期が何日になるのかを計算する。潜伏期を推定すること

表1　主な輸入感染症の潜伏期

| 短期（10日以内） | 中期（11～21日） | 長期（30日以上） |
|---|---|---|
| デング熱 / チクングニア熱 / ジカウイルス感染症 | マラリア（特に *P. falciparum*） | マラリア（特に非熱帯熱マラリア） |
| ウイルス性出血熱 | レプトスピラ症 | 結核 |
| 旅行者下痢症 | 腸チフス | ウイルス性肝炎（A、B、C、E） |
| 黄熱 | 麻疹 | Mellioidosis |
| リケッチア症 | トリパノソーマ症 | 急性 HIV 感染症 |
| インフルエンザ | ブルセラ症 | 住血吸虫症 |
| レプトスピラ症 | トキソプラズマ症 | フィラリア症 |
|  | Q 熱 | アメーバ肝膿瘍 |
|  |  | リーシュマニア症 |

（文献 5）より改変）

によって鑑別診断を絞り込むことができる。

　表1は主な輸入感染症を潜伏期ごとにまとめたものである[5]。ただし、例えば30歳のナイジェリア人男性が「生まれてからずっとナイジェリアに住んでいて、昨日から日本に来ました」という場合には、潜伏期は1日〜30年ということになり、潜伏期から鑑別を絞ることは困難である。


### 3・曝露歴

　感染症はヒトと病原体との出会いである。特に途上国では日本国内と比較して病原微生物との曝露が多い。現地滞在中にどのような曝露があったのかを丁寧に聴取する。

　例えば食事歴であれば、火の通っていないもの（サラダやカットフルーツなど）を食べていないか、ペットボトルに入ったものではない水や氷を摂取していないかが重要である。患者本人が蚊やマダニに刺されたことを覚えていれば当然ながらこれらの節足動物媒介感染症の可能性が高くなるが、蚊やマダニの曝露に本人が気づいていないこと

表2　曝露と感染症

| ダニ | ボレリア症、リケッチア症、コンゴクリミア出血熱、Q熱、野兎病、ダニ脳炎、エーリキア症、バベシア症 |
|---|---|
| ハエ | アフリカ睡眠病、オンコセルカ症、リーシュマニア症、バルトネラ症、ハエ蛆症 |
| シラミ | ペスト、スナノミ症、シラミ媒介性回帰熱 |
| サシガメ | シャーガス病 |
| 淡水 | レプトスピラ症、住血吸虫症、アカントアメーバ感染症、ネグレリア症 |
| 土壌 | 鉤虫症、皮膚幼虫移行症、内臓幼虫移行症、レプトスピラ症 |
| 性交渉 | HIV、HBV、HCV、梅毒、クラミジア、淋病、ヘルペス、HPV |
| sick contact | 肺炎、結核、EBV感染症、髄膜炎、リウマチ熱、ラッサ熱 |
| 哺乳類 | 狂犬病（イヌ、ネコ、サルなど）、鼠咬熱（ネズミ）、野兎病（ウサギ）、Q熱（ネコ、ウシ、ヒツジなど） |

(文献5)より改変)

も多々あるため、どのような防蚊対策をしていたのかを聴取することによって蚊やマダニの曝露量を推定する。具体的にはDEET(N,N-ジエチル-3-メチルベンズアミド)などの有効成分を含む忌避剤を適切に使用していたのか、どのような服装で行動していたのか、などである。これらの節足動物対策が十分に行われていないようであれば蚊媒介性感染症やマダニ媒介性感染症などの可能性が高くなる。それ以外にも聴取すべき項目として、性交渉歴、淡水曝露歴、動物接触歴、都市部にいたのか、郊外でアウトドアをしたのか、といった行動歴などが挙げられる。海外渡航時の曝露と問題となる病原体について**表2**にまとめた[5]。

## 2.　警戒すべき輸入感染症

　渡航地・潜伏期・曝露歴が判明した時点で、特に警戒すべき輸入感染症の可能性がないか吟味する必要がある。

　具体的には、エボラウイルス病などのウイルス性出血熱、中東呼吸器症候群、鳥インフルエンザなどである。これらの症例定義に当てはまる場合には、直ちに保健所に連絡を行い、感染症指定医療機関へ転

送するまでは患者との不要な接触は避けるべきである。詳細は「Ⅲ-5.新興再興感染症疑いの患者への対応は？」（96頁）で述べる。

## 3．身体所見や血液検査からの鑑別法

ここまでの「渡航地」「潜伏期」「曝露歴」の3つの項目から、既に鑑別診断はかなり絞り込まれているはずである。最後に身体所見や血液検査からさらに鑑別を絞り込む。ただし、発熱を呈する輸入感染症の多くは非特異的な身体所見、検査所見であることが多く、診断の手がかりが得られることはあまり多くない。しかし、**表3**のような所見があった場合には診断に有用である[5]。

## 4．重症度の高い疾患、治療可能な疾患、頻度の高い疾患

渡航後の発熱のアプローチに限ったことではないが、3つのC、すなわち重症度の高い疾患（Critical）、治療可能な疾患（Curable）、頻度の高い疾患（Common）から除外していくことが重要である。特にマラリアは輸入感染症において、3つのCのいずれもが当てはまる疾患であることから、渡航地、潜伏期、曝露歴からマラリアの可能性がある場合には優先的に除外すべきである。

代表的な輸入感染症の流行地域・潜伏期・感染経路・診断・治療について**表4**にまとめた。

### ■ 文 献

1）Kutsuna S, Kato Y, Moi ML, et al：Autochthonous dengue fever, Tokyo, Japan, 2014. Emerg Infect Dis 21：517-520, 2015.
2）Kutsuna S, Kato Y, Takasaki T, et al：Two cases of Zika fever imported from French Polynesia to Japan, December 2013 to January 2014［corrected］. Euro Surveill 19(4)：pii：20683, 2014.
3）Park GE, Ko JH, Peck KR, et al：Control of an Outbreak of Middle East Respiratory Syndrome in a Tertiary Hospital in Korea. Ann Intern Med 165：87-93, 2016.

**表3　輸入感染症でみられることのある身体所見・検査所見**

<table>
<tr><td rowspan="12">身体所見</td><td colspan="4">眼球結膜充血</td><td>レプトスピラ症</td></tr>
<tr><td colspan="4">黄疸</td><td>マラリア、ウイルス性肝炎、レプトスピラ症、ウイルス性出血熱など</td></tr>
<tr><td rowspan="9">皮疹</td><td colspan="3">丘疹</td><td>アルボウイルス感染症（デング熱、チクングニア熱）、風疹、麻疹、パルボウイルス、薬剤性過敏症、梅毒、ハンセン病、真菌感染症（ヒストプラズマ症、ペニシリン症）、伝染性単核球症（EBV、CMV、HIV seroconversion）、リケッチア症、ウイルス出血熱（エボラなど）</td></tr>
<tr><td colspan="3">水疱</td><td>HSV、水痘、帯状疱疹、サル痘</td></tr>
<tr><td colspan="3">紅皮症</td><td>デング熱、川崎病、TSS、猩紅熱、日焼け、Vibrio vulnificus感染症</td></tr>
<tr><td colspan="3">紫斑</td><td>デング出血熱、淋菌感染症、水痘、髄膜炎菌感染症、ペスト、リケッチア症、敗血症、ウイルス出血熱（ラッサ熱、エボラ、CCHF、リフトバレー熱）</td></tr>
<tr><td rowspan="4">潰瘍</td><td colspan="2"></td><td>Chancre；Trypanosoma rhodesiense, Yersinia pestis (Bubonic plague)</td></tr>
<tr><td colspan="2">痂皮</td><td>アフリカ紅斑熱、炭疽</td></tr>
<tr><td colspan="2">性器潰瘍</td><td>梅毒、HSV</td></tr>
<tr><td colspan="2">皮膚潰瘍</td><td>炭疽、ジフテリア、真菌感染症、ブルーリ潰瘍</td></tr>
<tr><td colspan="4">肝脾腫</td><td>デング熱、ウイルス性肝炎、伝染性単核球症（EBV、CMV、HIV）、ブルセラ症、腸チフス、レプトスピラ症、Q熱、回帰熱、リケッチア症、アメーバ肝膿瘍、マラリア、トリパノソーマ症、内臓リーシュマニア、肝蛭症、片山熱など</td></tr>
<tr><td rowspan="5">血液検査所見</td><td colspan="4">白血球減少</td><td>腸チフス、リケッチア症、デング熱</td></tr>
<tr><td colspan="4">異型リンパ球</td><td>伝染性単核球症（EBV、CMV、HIV）、デング熱、ウイルス性肝炎</td></tr>
<tr><td colspan="4">血小板減少</td><td>マラリア、デング熱、リケッチア症、ウイルス出血熱、腸チフス</td></tr>
<tr><td colspan="4">好酸球増加</td><td>寄生虫症、薬剤性過敏症</td></tr>
<tr><td colspan="4">肝酵素上昇</td><td>マラリア、デング熱、リケッチア症、レプトスピラ症、デング熱、伝染性単核球症</td></tr>
</table>

（文献5）より改変）

4 ）Leder K, Torresi J, Libman MD, et al：GeoSentinel surveillance of illness in returned travelers, 2007-2011. Ann Intern Med 158：456-468, 2013.

5 ）Spira AM：Assessment of travellers who return home ill. Lancet 361：1459-1469, 2003.

表 4 代表的な輸入感染症の特徴

| | マラリア | デング熱 | 腸チフス・パラチフス | チクングニア熱 | ジカ熱 | リケッチア症 | レプトスピラ症 |
|---|---|---|---|---|---|---|---|
| 原因微生物 | マラリア原虫 | デングウイルス | 腸チフス菌・パラチフス菌 | チクングニアウイルス | ジカウイルス | リケッチア (*R. tsutsugamushi* など) | *Leptospira* spp. |
| 感染経路 | 蚊 | 蚊 | 食物 | 蚊 | 蚊 | マダニ・ツツガムシなど | 淡水曝露 |
| 流行地域(特に発生が多い地域) | サハラ以南アフリカ、オセアニア | 東南アジア、南アジア、南米 | 南アジア、東南アジア | 東南アジア、南米 | 東南アジア、南米 | 東南アジア(ツツガムシ病)、アフリカ(アフリカ紅斑熱) | 東南アジア |
| 潜伏期 | 8〜35 日(原虫種により異なる) | 3〜14 日 | 5〜21 日 | 3〜7 日 | 2〜14 日 | 7〜10 日(ツツガムシ病) | 2〜26 日 |
| 診断方法 | 血液:ギムザ染色、迅速診断キット、PCR※ | 血清:迅速診断キット(NS1抗原 IgM/IgG)、ELISA法(NS1抗原)、PCR☆ | 血液培養、(便培養、骨髄培養 | 血清:ELISA法(IgM/IgG)☆、PCR法☆ | 血清:ELISA法(IgM/IgG)☆、血液、全血、尿:PCR法☆ | 全血または痂皮:PCR法☆ 血清:IgM/IgG(一部☆) | 血清:MAT法、PCR法 |
| 治療 | 抗マラリア薬 | 対症療法 | 抗菌薬(セフトリアキソンなど) | 対症療法 | 対症療法 | 抗菌薬(テトラサイクリン系) | 抗菌薬(テトラサイクリン系など) |

※専門機関での検査 ☆行政検査

78

# 2. 症候別に求められる感染管理対策とは？

● はじめに

　救急外来患者に感染管理対策を施行する際、必要な情報がすべて揃うことは多くない。速やかに適切な対策を行うためには、患者到着の段階で、症候を素早く把握し、限られた情報で判断を行う必要がある。状況によっては、感染管理担当者に相談できるまでの間、多少過剰な対応となることもやむを得ないだろう。判断に迷って感染拡大を招くよりは、速やかに対策を施行することの方が重要である。もちろん、患者やその付き添い者に対して、対策の必要性を十分に説明し、理解を得ることも不可欠である。

## 1. 感染管理対策とは

　すべての患者に対して行う標準予防策に加え、患者の症候別に行う必要がある感染管理対策は、主に3つに分類できる（**表5**）。

　空気予防策は、結核や麻疹、播種性帯状疱疹など、飛沫核を介して拡大する疾患が疑われる際に行う対策である。陰圧個室隔離と、N95以上の規格の個人防護具（Personal Protective Equipment；PPE）着用が求められる。

　飛沫予防策は、インフルエンザや風疹など、飛沫粒子を介して拡大する疾患への対策である。カーテン障壁などを確保し、患者に近接する場合は、サージカルマスクを着用する。

　接触予防策は、患者や患者ケアに用いた媒体を介して流行する疾患に対して行う。手袋やガウンなどの着用が求められる。

　これらに加えて、特殊感染症（エボラ、MERS、鳥インフルエンザな

**表5　感染管理対策の概要**

| | 感染経路 | 主な疾患 | 予防策 |
|---|---|---|---|
| 空気予防策 | 空中の飛沫核（直径5μm以下の微小な粒子） | 結核、麻疹、帯状疱疹（播種性あるいは免疫不全患者の場合）、水痘 | ・陰圧個室隔離を行う<br>・医療従事者や付き添い者は、N95以上の規格の防護具を着用する |
| 飛沫予防策 | 直径5μm以上の飛沫粒子 | インフルエンザ、風疹、流行性耳下腺炎など | ・カーテンなどで障壁を確保する<br>・患者の1m以内に近接する際は、サージカルマスクを着用する |
| 接触予防策 | 患者との接触、および患者診察・処置に用いた媒体 | 疥癬、流行性角結膜炎、MRSA感染症など | ・手袋や、必要に応じてガウンの着用を行う（退室時は病室内で脱衣し、手洗い／手指衛生を確実に施行する） |

（文献1）をもとに筆者作成）

ど）の疑い症例には、特殊な対応が求められる（詳細については「Ⅲ-5. 新興再興感染症疑いの患者への対応は？」96頁を参照されたい）。

## 2．症候別鑑別とその対策

　症候別に必要な対策は、呼吸器症状、発熱（インフルエンザ様の症状）、消化器症状、皮膚症状に分けて考えるとわかりやすい（**表6**）。

　呼吸器症状がある場合、細菌性肺炎に加えて、結核（肺結核、喉頭結核）、渡航歴によっては新型インフルエンザや中東呼吸器症候群（Middle East Respiratory Syndrome；MERS）といった特殊感染症も想起する必要がある。結核であれば空気感染対策が、新型インフルエンザやMERSであれば特殊感染症対策が必要となるため、結核曝露歴、るい痩、遷延する咳嗽、渡航歴などの情報を速やかに確認する。もし新型インフルエンザやMERSを想起する場合、いったん空気予防策を行い、感染管理担当者に相談する。

　発熱に加えインフルエンザ様症状（頭痛、関節痛、全身倦怠感）がみら

表6 症候別に求められる感染管理対策

| 症候 | 鑑別診断の例 | 確認事項 | 必要な対策 |
|---|---|---|---|
| 呼吸器 | 新型インフルエンザ等 MERS | 流行地への渡航歴、呼吸不全 | 特殊感染症対策[注1] |
| | 結核 | 体重減少、慢性咳嗽、既往/曝露歴 | 空気予防策 |
| | 細菌性肺炎 | 急性の発熱、呼吸困難、咳嗽 | 標準予防策 |
| 発熱（インフルエンザ様） | 季節性インフルエンザ | 発熱、関節痛、頭痛、全身倦怠感 | 飛沫予防策 |
| | 新型インフルエンザ等 | 流行地への渡航歴、鳥や豚との接触歴 | 特殊感染症対策[注1] |
| 消化器 | 感染性腸炎、CD腸炎 | 生食、曝露歴、既往歴 | 接触予防策 |
| | エボラ出血熱 | 流行地への渡航歴、血便など | 特殊感染症対策[注1] |
| 皮膚 | 麻疹 | 皮疹、カタル症状、コプリック斑 | 空気予防策 |
| | 水痘 | 水疱形成を伴う皮疹 | 接触予防策[注2] |
| | 外傷 | 大きな開放創（体液曝露のリスク） | 接触予防策 |

CD：*Clostridioides difficile*（クロストリディオイデス・ディフィシル）
MERS：Middle East Respiratory Syndrome（中東呼吸器症候群）
[注1] 特殊感染症対策については「Ⅲ-5. 新興再興感染症疑いの患者への対応は？」96頁参照。
[注2] 免疫不全患者や播種性帯状疱疹の場合、空気予防策が必要となる。
（文献2）をもとに筆者作成）

れる場合、季節性インフルエンザであれば飛沫予防策が、新型インフルエンザであれば特殊感染症対策が必要となる。東南アジアでは、季節性インフルエンザ患者が年間を通じて発生するため、注意を要する。

　消化器症状がみられる場合、感染性腸炎（クロストリディオイデス・ディフィシル *Clostridioides difficile* 腸炎を含む）を念頭におき、直近の入院歴や抗菌薬使用歴、接触歴を確認する。万が一エボラ出血熱の流行地への渡航歴がある場合には、特殊感染症対策を行う可能性を考慮し、速やかに隔離を行い、感染管理担当者に相談する。

皮膚症状で考慮すべきは、通常接触予防策である。ただし麻疹や水痘（免疫不全者、播種性帯状疱疹）では空気予防策が必要となるため、疑う場合は速やかに陰圧隔離を行う。麻疹や水痘ではワクチン接種歴も重要となるが、これは記憶ではなく必ず記録での確認を徹底する。本人や付き添い者の記憶は通常曖昧なことが多いことに、十分注意しなくてはいけない。

　新型インフルエンザなどをはじめとした感染症の流行地は日々刻々と変化するため、最新の疫学情報を踏まえた判断が望ましい。こうした疫学情報の確認に際しては、下記のウェブサイトなどが参考になる。通常は各国行政機関のウェブサイトで十分なことが多いが、民間のウェブサイトでは、最新の現地新聞報道まで網羅しているものもあるため、必要に応じて活用を考慮する。

・厚生労働省検疫所 FORTH　　　https://www.forth.go.jp/index.html
・米国 CDC Traveler's health　　https://wwwnc.cdc.gov/travel
・英国 NHS Fit for Travel　　　https://www.fitfortravel.nhs.uk/home
・Healthmap　　　　　　　　　https://www.healthmap.org/en/

## ■ 文　献

1 ）日本環境感染学会教育ツール Ver.3.2（http://www.kankyokansen.org/modules/education/index.php?content_id=5）.
2 ）US Department of Health & Human Services：EMS Infectious Disease Playbook（https://www.ems.gov/pdf/ASPR-EMS-Infectious-Disease-Playbook-June-2017.pdf）.

# 3. 旅行者下痢症の診断と治療での注意点は？

● はじめに

　旅行者下痢症は熱帯・亜熱帯から帰国後に受診する原因疾患として最多であり、グローバル化を迎えたわが国で診療するにあたって要点を押さえておくことが望ましい。

## 1. 旅行者下痢症の疫学

　旅行者下痢症は輸入感染症の中でも最も頻度の高い感染症である。

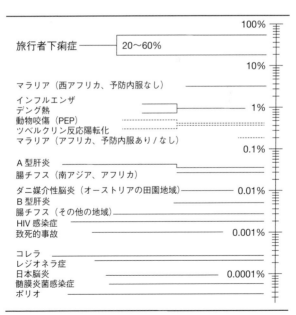

**図2　途上国に1ヵ月滞在した場合の健康問題**
(Steffen R, Amitirigala I, Mutsch M：Health risks among travelers-need for regular updates. J Travel Med 15：145-146, 2008 による)

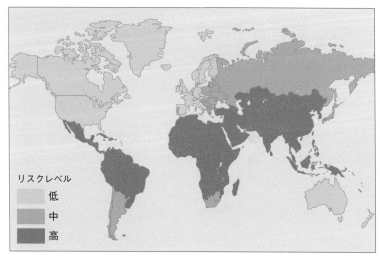

**図3　地域別にみた旅行者下痢症のリスク**

（Sanford CA, Jong EC, Pottinger PS：The Travel and Tropical Medicine Manual E-Book. Elsevier Health Sciences, 2016による）

　途上国に1ヵ月滞在した場合、地域によって多少の違いはあるが20～60％の人が旅行者下痢症に罹患するとされる（**図2**）[1]。

　特に東南アジア、南アジア、アフリカ、中南米でリスクが高いとされる（**図3**）[2]。

　旅行者下痢症の原因微生物は、ETEC（enterotoxigenic *Escherichia coli*：腸管毒素原性大腸菌）、サルモネラ、赤痢菌、キャンピロバクターなどの細菌、ノロウイルスやロタウイルスなどのウイルス、ジアルジアや赤痢アメーバなどの原虫などさまざまであるが、渡航地域によって原因となる病原体の頻度が異なる。一般的に旅行者下痢症の原因微生物はETECが最多であるが、わが国からの渡航者が多い東南アジアではキャンピロバクターが最も多いとされる（**図4**）[3]。

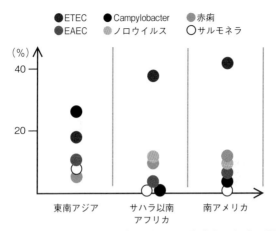

**図4 旅行者下痢症患者の渡航地域と原因微生物の頻度の関係**
(Shah N, DuPont HL, Ramsey DJ：Global etiology of travelers' diarrhea；systematic
review from 1973 to the present. Am J Trop Med Hyg 80：609-614, 2009 による)

　海外渡航歴のある患者のアプローチにおいて注意が必要な点として、下痢があるからといって旅行者下痢症とは限らないことが挙げられる。例えば、輸入感染症として頻度の高いマラリア、デング熱、腸チフス、リケッチア症などでも下痢がみられることがある(**表7**)[4]。特に発熱を伴う下痢患者で渡航地、潜伏期、曝露歴からこれらの疾患

**表7　代表的な輸入感染症にみられる下痢の頻度**

|  | 頻度(%) |
|---|---|
| 熱帯熱マラリア | 5 〜 38 |
| デング熱 | 37 |
| レプトスピラ症 | 58 |
| リケッチア症 | 19 〜 45 |
| 重症急性呼吸器症候群 SARS | 38 〜 74 |
| エボラ出血熱 | 86 〜 96 |

(文献 4)による)

が否定できない場合には、積極的にこれらの感染症を除外するための検査を考慮すべきである。

## 2．治療法

下痢症を呈する患者を目の前にしたときに第一に考えなければならないのは、その時点で喪失された水分・電解質の補正を始める必要があるか否かである。病歴（発症からの期間、1日の排便回数、1回の排便量、水分摂取量）、尿量低下の有無、バイタルサイン（血圧低下、脈拍数増加）、皮膚ツルゴールの低下、意識状態の変容、もとの体重と受診時の体重との差などを総合的に評価し、脱水症の有無を判断する。

脱水の補正は糖類を含有した電解質液の経口摂取で行う。軽症患者であればジュースやスープなどの水分の経口摂取で改善するが、より重篤な患者においては oral rehydoration solutions が適する。嘔気や意識レベルの低下のため経口摂取ができない患者では経静脈的に補液を行う。

原則として抗菌薬は不要である。抗菌薬投与によって下痢を1～2日程度短縮できるが、副作用、耐性菌増加、コストなどのデメリットがあるため軽症～中等症での抗菌薬投与は避けるべきである。また現地での抗菌薬使用は ESBL 産生腸内細菌科などの耐性菌保菌のリスクとなる[5]。

高熱を伴う粘血便などの重症例では抗菌薬を投与する。長らくキノロンが第一選択薬であったが、東南アジアを中心としたキャンピロバクターなどのキノロン耐性増加（～50％）により、もはや第一選択薬としては使用しにくい状況である。特に東南アジアへの旅行者、東南アジアからの外国人観光客が多い日本ではキノロンの安易な処方は要注意である。東南アジア旅行者、妊婦、小児にはアジスロマイシンが第一選択薬となる（500mg、1日1回、3日間）。

1週間以上症状が続く場合や抗菌薬治療にも反応しない場合は、ジ

アルジア、クリプトスポリジウム、サイクロスポーラ、赤痢アメーバ
などの原虫感染症を考慮し直接塗抹による観察を行う。クリプトスポ
リジウムやサイクロスポーラではショ糖遠心沈澱浮遊法による観察が
望ましい。

## ■ 文 献

1 ) Steffen R, Amitirigala I, Mutsch M：Health risks among travelers-need for regular updates. J Travel Med 15：145-146, 2008.
2 ) Sanford CA, Jong EC, Pottinger PS：The Travel and Tropical Medicine Manual E-Book. Elsevier Health Sciences, 2016.
3 ) Shah N, DuPont HL, Ramsey DJ：Global etiology of travelers' diarrhea；systematic review from 1973 to the present. Am J Trop Med Hyg 80：609-614, 2009.
4 ) Reisinger EC, Fritzsche C, Krause R, et al：Diarrhea caused by primarily non-gastrointestinal infections. Nat Clin Pract Gastroenterol Hepatol 2：216-222, 2005.
5 ) Kantele A, Laaveri T, Mero S, et al：Antimicrobials increase travelers' risk of colonization by extended-spectrum betalactamase-producing Enter-obacteriaceae. Clin Infect Dis 60：837-846, 2015.

# 4 ■ 蚊媒介感染症の診断と治療は？

● はじめに

　蚊媒介感染症の中でもマラリアは旅行者にとって命にかかわる感染症であり、必ず除外しなければならない疾患である。また、デング熱をはじめとしたウイルス性蚊媒介感染症は近年増加傾向であり、国内流行の可能性もあることから、要点を押さえておくことが望ましい。

## 1．マラリア

　3つのC（76頁）のすべてに当てはまるマラリアは、まず最初に除外すべき疾患ということになる。1996〜2011年に GeoSentinel に報告された渡航後の発熱患者において、死に至る可能性がある疾患であった3,655名のうち、77％が熱帯熱マラリアであった。したがって、渡航地と潜伏期からマラリアの可能性が少しでもある場合には、まずはマラリアを除外することが何よりも優先すべき事項である。

　診療経験がなく診断や治療に自信がもてない場合は、患者の利益を優先し速やかに専門機関への紹介を考慮すべきである。

　マラリアはアフリカやオセアニアを中心に熱帯地域で流行している蚊媒介性感染症である。潜伏期は原虫種によって異なるが概ね2〜12週である。臨床症状としては発熱に加えて、頭痛、筋肉痛、関節痛といった非特異的な症状を呈する。重症化すると黄疸や意識障害がみられることもある。

　マラリアの診断は末梢血ギムザ染色によって行う。ギムザ染色でマラリア原虫が認められればマラリアと診断できるが、形態によって熱帯熱マラリア、三日熱マラリア、卵形マラリア、四日熱マラリア、

*Plasmodium knowlesi* のいずれかを識別できる。三日熱マラリアと卵形マラリア、四日熱マラリアと *P. knowlesi* は形態だけでは鑑別困難なこともある。この場合は国立国際医療研究センター研究所 マラリア研究部にマラリア原虫の PCR 検査を依頼することが可能である。また、末梢血ギムザ染色でマラリア原虫が認められなかったからといって即座にマラリアを除外できるわけではない。特に非熱帯熱マラリアでは寄生率が十分に高くならないことがあるため、連日 3 回の検査を行って陰性であれば初めてマラリアは除外できる。

　熱帯熱マラリアの感度・特異度に優れるマラリア迅速診断キットも使用可能であるが、非熱帯熱マラリアの感度は十分とは言えない点、また保険収載されておらず、あくまでも診断補助としての使用になる点には注意が必要である。

　マラリアと診断し、重症マラリアの基準（**表8**）に該当する場合は、重症マラリアの治療薬（キニーネ注）を保管している熱帯病治療薬研究班の薬剤使用機関に紹介する。残念ながら本来の重症マラリアの第一選択薬である静注用アーテスネートは本邦では使用できない。非重症マラリアであれば経口マラリア薬での治療を行う。これまでは経口マラリア治療薬として、キニーネ末、メフロキン、アトバコン / プログアニルがあり、いずれかを用いて治療を行っていたが、2017年 3 月からは本邦でもアルテメター / ルメファントリンが使用可能になったことから、今後は本剤が本邦でも WHO ガイドライン[1]の推奨と同様に非重症マラリ

**表8　重症マラリアの基準**

| 重症マラリアの徴候 |
| --- |
| ● 意識障害→低血糖の有無を確認 |
| ● 黄疸 |
| ● 急性腎不全 |
| ● 播種性血管内凝固症候群（DIC） |
| ● 代謝性アシドーシス |
| ● 肺水腫 |
| ● 貧血（Hb＜8g/dL） |
| ● 低血糖 |
| ● ショック→稀なので菌血症の合併を想定 |
| ● 原虫寄生率＞2％ |

上記のうち 1 つ以上を満たせば重症マラリアと定義される。

アの第一選択薬としてアーテミシニン誘導体と他剤を組み合わせた併用療法（Artemisininbased Combination Therapy；ACT）が使用可能となった。なお、三日熱マラリア、卵形マラリアでは肝臓に休眠体が形成されるため、治療後にプリマキンによる後治療が必要となる点は注意が必要である。

　マラリアの診断・治療・予防については国立国際医療研究センター国際感染症センターのホームページより「マラリア 診断・治療・予防の手引き」がダウンロード可能であり参照されたい（https://www.dcc-ncgm.info/resource/）。また国立国際医療研究センター国際感染症センターでは診断・治療についての相談も受け付けている（連絡先は前述の手引きを参照のこと）。

## 2．デング熱

　デング熱はフラビウイルス科に属するデングウイルスによる感染症であり、ネッタイシマカやヒトスジシマカが媒介する。国立感染症研究所の発生動向調査によると、わが国における輸入デング熱の患者報告数は 2000 年以降増加傾向であり近年では 200 例以上の報告がある。このような輸入デング熱症例が増加している背景の中、2014 年には東京を中心に 160 例もの国内デング熱症例が報告され大きな話題となった。発端は海外でデング熱に感染した人が日本国内にデングウイルスを持ち込み、国内のヒトスジシマカに吸血されたことに起因すると考えられる。温暖化の影響でヒトスジシマカの活動期間が長くなり、また生息地域も広がっていることから、今後も輸入例を発端とした国内感染例が発生する可能性があり、臨床医は早期診断し防蚊対策の指導を行うことが重要である。

　臨床症状に関しては、デング熱に特異的な症状はない。潜伏期は 3～7 日であり、発熱は 5～7 日続くのが典型的な経過である。発熱以外には頭痛、関節痛の頻度が高く、筋肉痛、下痢、嘔気・嘔吐といった症

状がみられることもある。またデング熱といえば皮疹をイメージしやすいが、全例で皮疹が現れるわけではなく、特に発熱期には皮疹はみられないことが多い。

　デング熱の血液検査上の特徴として、白血球減少と血小板減少が挙げられる（ただし発症して間もなくは正常であることがある）。

　デング熱を診断する方法は主に、①PCR法によるデングウイルスの検出、②非構造蛋白（NS1）抗原の検出、③IgM抗体の検出（ペア血清による抗体陽転または優位な上昇）、の3つである。これらのいずれかを証明することによりデング熱と診断することができる。これらの項目はデング熱発症からの日数によって陽性となる時期が異なる点に注意が必要である（**図5**）[2]。

　デング熱に特異的な治療はまだない。したがって輸液を中心とした支持療法が治療の柱となる。デング熱は解熱がみられる5日目前後

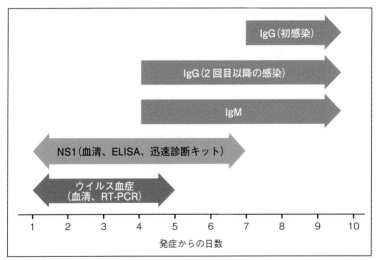

**図5　デング熱患者で陽性となる検査項目**
（Simmons CP, Farrar JJ, Nguyen V, et al：Dengue. N Engl J Med 366：1423-1432, 2012 より作成）

に血漿漏出が増強し重症化することがある（**図6**）[3]。デング熱患者では稀に重症デング、デングショック症候群といった重篤な病態に移行することがあり、特にこの病態に移行しやすい解熱前後の時期には警告徴候と呼ばれる「腹痛または腹部圧痛」「繰り返す嘔吐」「体液貯留所見（胸水・腹水・浮腫など）」「粘膜出血」「昏睡、不穏」「2cm以上の肝腫大」「血液検査上のHCTの上昇または急激な血小板の減少」といった所見に注意しながら、経過観察を注意深く経過観察すべきである。

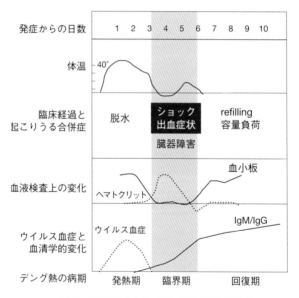

**図6 典型的なデング熱患者の臨床経過**
（Organization WH, Research SPf, Diseases TiT, Diseases WHODoCoNT, Epidemic WHO, Alert P：Dengue；guidelines for diagnosis, treatment, prevention and control, World Health Organization, 2009による）

### 3．チクングニア熱

チクングニア熱はトガウイルス科アルファウイルス属に属するチクングニアウイルスによる蚊媒介性感染症であり、デング熱と同様にネッタイシマカ、ヒトスジシマカなどが媒介する[4]。わが国での報告はまだ年間 10 例前後であるが、近年のオセアニアでの流行の広がりや、2014 年の中南米でのアウトブレイクなどから、今後わが国でも輸入例の増加が懸念される感染症である。

潜伏期間は 3〜12 日（通常 3〜7 日）であり、発熱・頭痛・筋肉痛・関節痛・発疹を特徴とする（図7）[4]。症状はデング熱と似ているが、チクングニア熱の方がデング熱よりも急性期の関節痛が強く、関節痛・関節炎が遷延することがあるのが特徴である。

7〜10 日の急性期症状の後に出現する慢性期症状として、多関節痛・関節炎（指関節・手関節・足関節など）がみられることがある。報告によって頻度・期間に違いはあるが、慢性関節炎を呈した 180 例のう

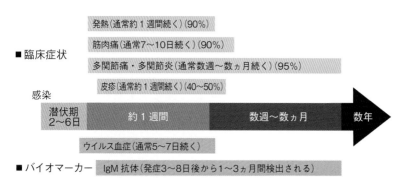

**図7　チクングニア熱の典型的な臨床経過**

（Weaver SC, Lecuit M：Chikungunya virus and the global spread of a mosquito-borne disease. New England Journal of Medicine 372：1231-1239, 2015 による）

ち6割は3年後も症状を認めたという報告もある[5]。

チクングニア熱は以前は良性疾患であると考えられていたが、稀に致死的な合併症を呈することがあることがわかってきた。心筋炎、急性肝炎、腎不全、髄膜脳炎などの合併症を起こすことが知られている。25万人が感染したと推定される2005～2006年のレユニオン島のアウトブレイクでは、これらの合併症によって高齢者を中心に228人が死亡している。

## 4．ジカウイルス感染症

ジカウイルス感染症はフラビウイルス科フラビウイルス属のジカウイルスによって起こる蚊媒介性感染症である。ジカウイルスを媒介する蚊も主にネッタイシマカとヒトスジシマカである[6]。ジカ熱は近年、急速に流行地域を拡大しており、2013年のフランス領ポリネシア、2015年の中南米でアウトブレイクを起こし、現在はシンガポール、タイ、ベトナムなどの東南アジアでも報告数が増えている。

ジカウイルスに感染した者のうち、約20％の患者が2～7日の潜伏期間を経て症状を呈する[7]。ジカウイルス感染症の臨床症状として頻度が高いのは、微熱を含む発熱、関節痛、皮疹(紅斑・紅丘疹)、眼球結膜充血である。これ以外にも頭痛、筋肉痛、後眼窩痛などの症状がみられることもある。ジカ「熱」という疾患名ではあるが、発熱は微熱程度のことが多く、まったく発熱を呈さないこともある。発熱がないからといってジカ熱を除外することはできない点に注意が必要である。

稀に、ジカ熱罹患後にギラン・バレー症候群(Guillain–Barré Syndrome；GBS)を発症することがある[8]ことが知られている。フランス領ポリネシアでは、2013～2014年のアウトブレイクで3万人以上がジカ熱に感染したと推計されるが、42人のジカ熱感染後のGBS症例が報告されている。

2015年末頃からブラジルで小頭症の新生児の増加が報告されるよ

うになり、ジカ熱の流行との関連が疑われるようになった。死亡した小頭症の胎児の脳組織からジカウイルスが検出された事例や、ジカ熱に感染した妊婦のうち29％でなんらかの胎児異常が認められたという報告などが続き、アメリカ疾病管理予防センター(Centers for Disease Control and Prevention；CDC)は妊婦のジカ熱感染と小頭症との関連があると正式に声明を発表した。フランス領ポリネシアでの流行における解析では、非流行時には1万人の新生児出生当たりの小頭症新生児の出生は2人であるのに対し、ジカ熱に感染した妊婦が小頭症の新生児を出生する頻度は1万人あたり95人と算出された[9]。

## ■ 文 献

1 ) Organization WH：Guidelines for the treatment of malaria. World Health Organization, 2015.
2 ) Simmons CP, Farrar JJ, Nguyen V, et al：Dengue. N Engl J Med 366：1423-1432, 2012.
3 ) Organization WH, Research SP, Diseases TiT, Diseases WHODoCoNT, Epidemic WHO, Alert P：Dengue；guidelines for diagnosis, treatment, prevention and control. World Health Organization, 2009.
4 ) Weaver SC, Lecuit M：Chikungunya virus and the global spread of a mosquito-borne disease. New England Journal of Medicine 372：1231-1239, 2015.
5 ) Schilte C, Staikovsky F, Couderc T, et al：Chikungunya virus-associated long-term arthralgia；a 36-month prospective longitudinal study. PLoS negl trop dis 7：e2137, 2013.
6 ) Ioos S, Mallet HP, Leparc Goffart I, et al：Current Zika virus epidemiology and recent epidemics. Med Mal Infect 44：302-307, 2014.
7 ) Cerbino-Neto J, Mesquita EC, Souza TM, et al：Clinical Manifestations of Zika Virus Infection, Rio de Janeiro, Brazil, 2015. Emerg Infect Dis 22：1318-1320, 2016.
8 ) Brasil P, Sequeira PC, Freitas ADA, et al：Guillain-Barré syndrome associated with Zika virus infection. The Lancet 387：1482, 2016.
9 ) Cauchemez S, Besnard M, Bompard P, et al：Association between Zika virus and microcephaly in French Polynesia, 2013-15；a retrospective study. The Lancet 387：2125-2132, 2016.

# 5 ▪ 新興再興感染症疑いの患者への対応は？

● はじめに

　エボラ出血熱や中東呼吸器症候群などの新興再興感染症は稀ではあるが重篤な疾患であり、また医療従事者にとってハイリスクな疾患であることから、海外帰国後の患者では常に頭の片隅にとどめておくことが望ましい。

## 1. 新興再興感染症とは

　近年、エボラウイルス病や中東呼吸器症候群などの新興再興感染症が次々と現れている。医療従事者は感染のハイリスク群であり、疾患の特徴や感染経路について十分な知識をもち適切な感染対策を行うことが自身を守ることにつながる。

　これらの新興再興感染症の出現する要因には、人口増加、ワクチン未接種などによるヒトの感受性の問題、貧困、生態系の変化、天候・気候の変化、経済発展と土地利用、科学技術や産業の発達、そして旅行者の増加などが原因と考えられている。特に旅行者は第二次世界大戦後、右肩上がりに増加の一途を辿っており、今では国家間を行き来する旅行者は年間11億人にも上る。日本もその傾向は同様であり、日本国内から海外への旅行者は年間約1,900万人、海外からの訪日外国人は年間3,100万人となっている。このような背景から、わが国も新興再興感染症とは決して無縁ではなく、いつ国内に新たな新興再興感染症が発生してもおかしくない状況にある。

　**表9**に特に警戒すべき新興再興感染症とその流行地域、潜伏期、曝露歴、感染対策についてまとめた。

表9　警戒すべき新興再興感染症とその流行地域、潜伏期、曝露歴、感染対策

| | 流行地域 | 潜伏期 | 曝露歴 | 必要な感染対策 |
|---|---|---|---|---|
| エボラウイルス病 | コンゴ民主共和国、西アフリカ、ウガンダなど | 21日以内 | エボラウイルス病患者コウモリ | ・特定または第一種感染症指定医療機関に隔離<br>・厳格な接触予防策 |
| 中東呼吸器症候群(MERS) | アラビア諸国 | 14日以内 | ヒトコブラクダMERS患者 | ・特定・第一種・第二種感染症指定医療機関に隔離<br>・飛沫予防策(エアロゾル発生手技を行う際にはN95マスクを着用) |
| H5N1鳥インフルエンザ | 東南アジア、エジプトなど | 10日以内 | 野鳥・家禽 | ・特定・第一種・第二種感染症指定医療機関に隔離<br>・飛沫予防策(エアロゾル発生手技を行う際にはN95マスクを着用) |
| H7N9鳥インフルエンザ | 中国 | 10日以内 | 野鳥・家禽 | ・特定・第一種・第二種感染症指定医療機関に隔離<br>・飛沫予防策(エアロゾル発生手技を行う際にはN95マスクを着用) |

## 2．ウイルス性出血熱

　血液・体液の曝露によって感染するウイルス性出血熱は、わが国では一類感染症に指定されており、全国4施設の特定感染症指定医療機関および54施設の第一種感染症指定医療機関が診療に当たることとなっている。

　わが国で一類感染症に指定されているウイルス性出血熱にはエボラウイルス病(エボラ出血熱)、マールブルグ病、クリミア・コンゴ出血熱、ラッサ熱、南米出血熱の5つがある。特にエボラウイルス病はアフリカでのアウトブレイクを繰り返しており、2014年の西アフリカでのアウトブレイクでは28,652人の感染者を出し11,325人が死亡する(致死率39.5%)過去最大規模のものとなった[1]。それ以降もコンゴ民主共和国では流行を繰り返しており、2019年12月現在、北キブ

州とイツリ州を中心に3,000例を超える感染者が出ている。

ウイルス性出血熱の病原微生物の生活環については完全に解明されていないものもあるが、例えばラッサ熱はマストミスが、エボラウイルスはコウモリが自然宿主と考えられている。エボラウイルス病はヒトだけでなくゴリラやチンパンジーも罹患することがわかっており、エボラウイルスをもつコウモリやゴリラ、チンパンジーの摂食や体液曝露によって感染しうる。またエボラウイルス病を発症したヒト（遺体も含む）の体液に曝露することでも感染しうるが、西アフリカでの流行はこのヒト−ヒト感染が主な感染経路であった。このため、エボラウイルス病患者の血液や吐瀉物などに曝露する機会の多い医療従事者は感染のリスクが高く、エボラウイルス病患者の診療に際しては適切な個人防護具（PPE）を装着のうえで診察しなければならない。

ウイルス性出血熱は3週間未満の潜伏期を経て、発熱、頭痛、関節痛などの非特異的な症状で発症する。発症から3日後以降に嘔気・下痢などの消化器症状が始まり、7日後以降に意識障害やショックを呈するのが典型的な経過である。血便や点状出血などの出血症状を呈するのは20%程度である。血液検査では白血球減少、血小板減少、AST/ALT上昇、PT/APTT延長、腎機能障害、電解質異常（低ナトリウム血症、低カリウム血症）などが認められる。

ウイルス性出血熱は血液・体液の曝露によって感染するため、体液曝露を防ぐことが感染対策の中心となる。しかし、この「体液曝露を防ぐ」という対策は標準予防策の考え方そのものであり、決して特殊な感染対策が必要なわけではない。とは言っても、感染することが医療従事者の生死に直結するため、通常の標準予防策に加えて、厳重な感染対策が必要となる。わが国では、ウイルス性出血熱に対するPPEに関する取り決めはないため、各施設の部屋の配置や広さなどの実情に合わせて独自に決める必要がある。

**図8**は当院におけるウイルス性出血熱患者（疑いを含む）診療時の

PPE である。二重ガウン、二重
手袋、N95 マスク、ゴーグル、
フェイスシールド、長靴、靴カ
バーを装着している。CDC はエ
ボラウイルス病（疑い例を含む）
患者を診察する際の PPE のガイ
ダンスを作成しており、各施設
の PPE の参考にされたい[2]。PPE
は脱衣の際に汚染する可能性が
あり、適切に着脱を行わなけれ
ばならない。したがって、たゆ
まない着脱訓練が必要不可欠で
ある。

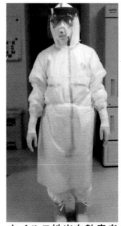

**図8 ウイルス性出血熱患者（疑い
を含む）診療時の標準防護具**
（国立国際医療研究センター病院）

## 3. 鳥インフルエンザおよび中東呼吸器症候群（MERS）

　鳥インフルエンザおよび中東呼吸器症候群（Middle East Respiratory
Syndrome；MERS）は二類感染症に指定されており、第二種感染症指
定医療機関に指定されている全国346の医療機関が診療に当たること
になっている。いずれも発熱と咳嗽・呼吸苦などの呼吸器症状、頭
痛・関節痛・筋肉痛などの全身症状を特徴とする。致死率は、それぞ
れ 40～50%、35% と非常に高い。

　鳥インフルエンザはその名のとおり鳥がリザーバーであり、MERS
はコウモリやヒトコブラクダがリザーバーである。いずれも飛沫感
染によって感染するが、東南アジアやエジプトなどで流行のみられる
H5N1 鳥インフルエンザおよび中国で流行のみられる H7N9 鳥イン
フルエンザはヒト−ヒト感染は稀であるのに対し、MERS はヒト−ヒ
ト感染が決して稀ではなく、特に病院内では広がりやすいという性質

をもつ[3]。韓国でのアウトブレイクでは医療従事者が感染のハイリスクであることも明らかになった。したがって、診療の際には適切な感染対策が求められる。

　世界保健機関の推奨する感染対策として、疑い例または確定例が入院を要する場合、十分に換気された個室または陰圧室への入室が望ましいとしている[4]。また医療従事者は標準予防策を徹底し（手指衛生、患者の血液・体液・分泌物との接触を避ける PPE を着用）、接触予防策および飛沫予防策（医療用マスク、ゴーグルまたはフェイスシールド、ガウン、手袋）を行う。気管挿管、気管支肺胞洗浄（BAL）、用手換気などエアロゾルが発生する手技を行う際には、空気予防策を推奨している。なお、CDC はエアロゾルの発生の有無にかかわらず N95 マスクの着用を推奨している[5]。

## ■ 文　献

1 ) Bell BP, Damon IK, Jernigan DB, et al：Overview, Control Strategies, and Lessons Learned in the CDC Response to the 2014-2016 Ebola Epidemic. MMWR Suppl 65：4-11, 2016.

2 ) Control CfD, Prevention. Guidance on personal protective equipment（PPE）to be used by healthcare workers during management of patients with confirmed Ebola or persons under investigation（PUIs）for Ebola who are clinically unstable or have bleeding, vomiting, or diarrhea in US hospitals, including procedures for donning and doffing PPE. Atlanta, Ga, USA：Centers for Disease Control and Prevention, US Department of Health and Human Services. 2015.

3 ) Cowling BJ, Park M, Fang VJ, et al：Preliminary epidemiological assessment of MERS-CoV outbreak in South Korea, May to June 2015. Euro Surveill 20：7-13, 2015.

4 ) Organization WH：Middle East respiratory syndrome coronavirus（MERS-CoV）; summary of current situation, literature update and risk assessment. 2015.

5 ) Control CfD, Prevention. Interim infection prevention and control recommendations for hospitalized patients with Middle East respiratory syndrome coronavirus（MERS-CoV）. Atlanta：Centers for Disease Control and Prevention. 2015.

# 6 ■ 感染症の患者・同行者を帰宅させる場合の注意点とは？

● はじめに

　感染症が疑われる患者やその同行者を帰宅させる場合、状況によっては感染管理対策の説明が求められる。こうした場合、誰が責任をもって説明するのか、そして言語面での課題をどう解決するのか、医療従事者は細心の注意を払う必要がある。

## 1．感染対策の説明

　感染症の患者と同行者を帰宅させる場合、まず誰が責任をもって説明するのか確認する。感染症法や検疫法に定義される疾患であれば、停留や隔離などの対応について、医療機関ではなく行政機関（保健所や検疫所）が説明を行うことになる。なお、こうした疾患の疑い患者（診断が未確定な場合）については、万が一行政機関が対応を渋っても、一医療機関だけで説明を行うべきなのか、必要に応じて管理者などとも相談し判断した方が無難である。

　医療機関が患者と同行者に説明する場合は、意思疎通を確実に行う観点から、対面での医療通訳（困難な場合は電話・ビデオ通訳）を介して行う。あらかじめ多言語に対応した説明文書を用意するのも一案である。外国人患者とその同行者に、感染管理対策を正しく伝達することは、一般に大きな困難を伴うものである。タブレットなどに搭載された機械通訳の質は向上しているものの、医療現場における専門用語を用いた説明を正確に通訳できるレベルにはないため、患者・同行者が理解できる言語で医療通訳者を介して説明すべきである。

## 2．医療機関受診に際しての注意点

対策の具体的内容はもちろん、その期限も含めて伝達する。また、医療機関受診に際して注意すべき事項や、緊急時の連絡先についても説明することが望ましい（**表10**）。これらの説明の後、必ずその内容をカルテに具体的に記録しておく。

**表10　患者や同行者を帰宅させる場合の説明事項**

- 必要な対策は何か（マスク装着や手洗い、外出の自粛など）
- 強制力はあるのか（法的強制力がある場合、通常は行政機関が対応する）
- 期限はいつまでか（帰国予定に影響しうるか）
- 医療機関受診に際して注意すべき点は何か（どの医療機関を受診すべきか、事前連絡はどう行うか、再診を考慮すべき症状は何か）
- 連絡先はどこか（夜間、休日も含め、外国語相談窓口はあるか）

## 3．患者と同行者の個人情報の把握

麻疹の疑い患者などの場合では、後日、行政検査の結果を伝達する必要がある。医療機関から確実に情報伝達ができるよう、患者と同行者の個人情報［氏名（パスポート記載の英文で）、母国の住所と電話番号、日本国内の滞在先住所と電話番号、メールアドレス］は記録に残しておく。また、旅行代理店や船舶代理店などを介して情報伝達を行う必要がある場合、第三者である代理店への個人情報提供が必要となるため、個人情報提供に関する同意書に、あらかじめ署名頂く必要がある。

# 7 ▪ 院外機関との連携とは？

## ● はじめに

外国人診療においては、救急対応のみならず、あらかじめ想定される課題を整理し予防する取り組みも重要である。これは一医療機関が単独で行えることではなく、したがって院外機関との連携は不可欠である。

医療機関の実務者としてとりわけ重要なのは、患者搬送に関する連絡体制の確認である。これらに加えて、未収金を防ぐための旅行保険加入推奨など、観光産業と共同した取り組みも大きな意味をもつ。

## 1. 感染症患者搬送に関する対策（連携先：保健所、検疫所、消防）

医療機関がまず確認すべきは、感染症（特に、検疫法や感染症法で定義される感染症）が示唆される外国人患者搬送時の連絡体制である（**表11**）。病院に事前連絡が行われることを確認し、具体的な窓口と情報の内容も調整する。もし搬送訓練が行われていなければ、定期的な訓練に向けた働きかけも必要である。搬送に関する定期訓練は、連絡体制の実効性を確認し、その形骸化を防ぐ観点から大きな意味をもつ。

なお、通常の搬送訓練においては、状態がある程度安定した患者の移送を想定することが多い。現実には患者の状態が不安定で酸素投与や吸痰などの医療行為を要する場合もあるため、それに必要な車輌や人員が確保されているのかも、念のため確認する。

表 11　感染症が疑われる患者搬送に関して確認すべき事項

- 移送 / 搬送時の連絡体制を確認する
  - 病院に事前連絡が行われる体制は構築されているか
  - 具体的な担当者は誰か（平日、夜間、休日）。また、院内感染管理担当者の窓口はどこか
  - どのような情報が、誰を介して、どのタイミングで提供されるのか
- 搬送訓練は行っているか
  - 各機関の担当者が連絡体制を確実に把握しているか
  - 患者の状態が不安定で医療処置を要する場合（例：酸素投与、吸痰など）、患者搬送に必要な車輌や搬送人員は確保されているか。また、行政機関がこうした対応を行えない場合、消防などとの協力体制は構築されているか
- 保健所や検疫所を介さずに来院する患者への対策は十分か
  - 消防が適切な感染管理対策を行えるよう、個人防護具の着用について、その判断基準の設定や、定期的な着用訓練がなされているか

## 2．課題を防ぐ取り組み（連携先：地域行政、旅行 / 船舶代理店など）

　外国人患者には、医療費や言語、文化の課題をはじめ、日本人患者とは異なる障壁が数多く存在する。地域行政や旅行 / 船舶代理店などと協力し、こうした問題を少しでも未然に防ぐことは、医療機関の負担を軽減し患者満足度を向上させる観点から、極めて有用である。

　具体的な事項としては、以下が挙げられる（表 12）。まず、未収金問題の予防には、より多くの旅行者が適切な旅行保険に加入することが不可欠である。入国前であれば加入可能な旅行保険も存在するため、旅行代理店や船舶代理店などを通じて、こうした保険加入に関する案内リーフレットを配布することを考慮する。また、医療ツーリズムの受け入れ可否は医療機関によって異なる。もし非緊急受診を受け入れない場合、あらかじめ船舶代理店や旅行代理店に説明しておくことが望ましい。

表 12　行政・観光産業との協力が望ましい事項

| |
|---|
| ● 日本入国前の外国人患者に、旅行保険加入を促す(旅行代理店や船舶代理店などを通じて、案内リーフレットを配布する) |
| ● 医療ツーリズムの受け入れ可否について、あらかじめ船舶/旅行代理店などに説明会を行う |
| ● 空港や港湾担当者の抗体価確認、ワクチン接種について啓発活動を行う |
| ● 感染症が疑われる患者やその同行者の滞在先について調整を行う |

## 3.　サポート部門の存在(連携先：地域行政、民間企業など)

　外国人診療と感染管理対策において特に課題となるのは、擬似性患者とその付き添い者への対応である。感染症法や検疫法に規定がある疾患については、それぞれ保健所と検疫所が隔離や停留などの判断を行う。問題となるのは、これらの疾患が否定し切れないものの、診断確定には至らない場合の対応である。こうした場合、誰が、どこまでの権限をもって感染管理対策を依頼するのかは定義されていない。中には行政機関から、医療機関が必要と考えるなら感染管理対策を行うようにと指示され、ホテルに滞在する付き添い者の感染管理対策までを一医療機関が任される場合もあるのが現状である。

　こうした空白を埋めるための、いわゆるバッファ部門(既存のシステムでは対応が困難な領域を、複数の施設/組織で協力して解決を図るサポート組織)の設立は、極めて大きな意義がある。具体的には、擬似性患者と付き添い者の滞在先について、地域行政機関や民間企業などと連携し、民間企業が保有する研修施設を行政が間借りできるよう協定を結ぶなどの取り組みが挙げられる。

# 8. 入院前に感染症スクリーニングを考慮しなければならない状況とは？

## ●はじめに

症候別に求められる感染管理対策に加えて、薬剤耐性菌保菌のリスクがある場合は、感染症を示唆する臨床症状がなくても感染管理対策を行い、必要に応じてスクリーニング検体の採取を行う。海外から高度薬剤耐性菌が持ち込まれた国内の医療機関でアウトブレイクが生じた事例もあるため、救急や一般外来においては、あらかじめスクリーニングと対策の基準を定めておくことが望ましい。

## 1. 薬剤耐性菌保有リスクの評価（特に、海外医療機関での入院歴）

適切な感染症スクリーニング施行のためには、患者来院時から、高度薬剤耐性菌保有リスクを速やかに評価することが不可欠である。高度薬剤耐性菌の保有リスクとして、本邦からの報告[1]では、海外医療機関での、

・入院歴（中東、アジア、あるいはヨーロッパ地域）
・侵襲的な処置（手術、経皮的インターベンション、内視鏡）
・複数の抗菌薬曝露歴
・デバイス留置歴

が挙げられている。患者の国籍に関係なく、海外医療機関での入院歴それ自体が、高度薬剤耐性菌の保有リスクとなることに注意したい。

高度薬剤耐性菌の保有リスクは数多く存在するため、これらのすべてに対策を行うことは、あまり現実的ではない。したがって、感染管理対策施行とスクリーニング検体提出の基準を、あらかじめ各

医療機関が設定しておくことが望ましい。もしこうした基準がなければ、最低限、海外医療機関での入院歴を確実に聴取し、海外医療機関での入院歴がある場合は感染管理対策を行うのが無難であろう。海外医療機関での入院歴がある患者全員を隔離対象にするのは難しいこともあり、例えば国立国際医療研究センター病院では、直近1年で海外医療機関に入院歴のある患者を対象に感染管理対策を行っている。

## 2．個室隔離と接触予防策

来院した患者が高度薬剤耐性菌のリスクを有すると判断した場合、救急外来では原則個室隔離を行い、接触予防策を施行する。医療機関に具体的な対策マニュアルが存在する場合は、院内マニュアルに従い、必要に応じて管理者や感染管理担当者へも連絡を行う。入院管理となる場合、感染管理の内容と必要性について、病棟担当者にも確実に連絡が行われていることを確認する。

感染管理対策施行に際しては、患者とその同行者への説明を丁寧に行う。確実な意思疎通は対策の確実な施行に不可欠である。説明に際しては可能な限り対面あるいはビデオ通訳を介して行う。これらに加えて、あらかじめ多言語の説明資料を作成しておくことも一案である[2]。

## 3．感染管理チームへの相談、スクリーニング検体の採取

多剤耐性菌のスクリーニング検体提出は、その検査方法などについて、あらかじめ事務部門や検査部門との調整が必要となる。また、多くの場合救急室で速やかに提出が必要となることはなく、救急室での対応としては、上述のとおり病歴に合わせた適切な感染管理対策が最も重要となる。救急室では速やかに感染管理対策を行ったうえで、感染管理担当者にスクリーニング検体提出の指示を仰ぐ。

なお、提出検体の例としては、

・便あるいは直腸スワブ、鼻腔(全例)

・喀痰あるいは咽頭(咳嗽などの症状がある場合)

・尿(尿道カテーテル留置例)

・非開放創拭い(術創などがある場合)

が挙げられる[2]。スクリーニング検体などに関する院内体制構築に際しては、文献2)が参考になる。

## ■ 文　献

1 ) Hayakawa K, Mezaki K, Sugiki Y, et al：High rate of multidrug-resistant organism colonization among patients hospitalized overseas highlights the need for preemptive infection control. Am J Infect Control 44(11)：e257-e259, 2016.
2 ) 国立国際医療研究センター国際感染症センター：医療機関における海外からの高度薬剤耐性菌の持ち込み対策に関するガイダンス(http://dcc.ncgm.go.jp/prevention/resource/resource05.pdf)(最終アクセス 2019 年 12 月 20 日).

# 9 ■ 予防接種の種類と接種率

## ● はじめに

　渡航に関連する疾病予防を目的としたワクチンは、ルーチンワクチン（定期接種）とトラベラーズワクチン（リスクを鑑み任意で接種）に分けられる。わが国を訪れる外国人旅行者の出身国はさまざまである。いわゆるルーチンワクチンを未接種のまま訪日した外国人患者が、ワクチンで予防可能な疾患により病院受診に至るケースもみられることに注意したい。

## 1．ルーチンワクチン

　現在、日本で定期接種対象となっているワクチンのうち、渡航に関連するものとしては、麻疹・風疹、水痘、破傷風、ポリオ、B型肝炎、日本脳炎などが挙げられる。

### 1・麻疹・風疹

　麻疹・風疹混合（MR）ワクチンが定期接種の対象となっている。特に麻疹は空気感染で感染力も強く、日本を含め世界中でいまだに流行がみられている疾患である。MRワクチンは生ワクチンに分類され、生涯で2回の接種が推奨される。日本での接種率（2期、2017年）は93.4％とされている。ただし、2回の定期接種が開始されたのは2006年のことであり、2000年4月2日以前に生まれた者は、2回接種が行われていない可能性がある。予防接種記録が確認できない場合は、免疫不全などの禁忌がなければ、追加接種を検討する。

## 2・水　痘

　水痘ワクチンは生ワクチンで、生涯で2回の接種が推奨されている。2017年の日本での2期接種率は89.7％である。水痘ワクチンは2014年から定期接種対象となっている。臨床症状が特徴的であり、比較的既往歴が信頼できる疾患ではあるが、接種歴や既往歴が確認できない場合は、禁忌がなければ追加接種を検討する。

## 3・ジフテリア・百日咳・破傷風・ポリオ

　現在、日本では4種混合ワクチン（ジフテリア・百日咳・破傷風・ポリオ混合ワクチン；DPT-IPV）として定期接種が導入されている。1期（生後3ヵ月から）として4種混合ワクチンを4回接種し、2期（11歳から）として2種混合ワクチン（ジフテリア・破傷風ワクチン；Td）を接種する。DPT-IPVは高い接種率を維持しているが、有効期間は10年程度（ただし、百日咳では5年程度）とされることにも注意を要する。そのため、米国ではTdワクチンを10年に一度ブースター接種することや、妊娠のたびに、新生児の百日咳予防の観点から破傷風・百日咳・ジフテリア混合ワクチン（Tdap：日本では未承認）を追加接種することを推奨している。

　破傷風菌は世界中の土壌に存在している。発展途上国などで野外活動に従事するなどのリスクがある場合は、成人でも追加接種を検討する。

## 4・B型肝炎

　3回の定期接種が行われており、接種率は99.8％（3回、2017年）と高い。免疫獲得後の追加接種は不要とされる。

## 5・日本脳炎

　日本の定期接種率は92.8％（2期、2017年）とされる。蚊媒介疾患

であり、東南アジアで感染のリスクがある。有効期間は5年程度とされるため、同地域に長期滞在するなどの場合は、追加接種を検討する必要がある。

## 2．トラベラーズワクチン

ルーチンワクチンと比較し、一般にトラベラーズワクチンの接種率は高くないのが現状である。渡航先とリスク因子に合わせて、必要なワクチンを接種することが望ましい。代表的なトラベラーズワクチンとしては、下記が挙げられる。

### 1・A 型肝炎

生野菜など食品を介して感染し、途上国を中心に流行がみられる。流行地域に長期滞在する場合は接種が推奨される。日本で承認されているのはエイムゲン®であり、3回接種で5年以上の免疫獲得が期待される。このほか、日本未承認ではあるが Havrix®も選択肢であり、1回接種で1年程度、半年後の追加接種で15年以上の免疫獲得が期待できる。

### 2・狂犬病

発症した場合の致死率がほぼ100%であることを考えると、途上国をはじめとした流行地域に長期滞在する場合は接種が望ましい。3回接種で原則追加接種は不要とされる。ただし、予防接種を行っていても、咬傷後の受診は必須である。

### 3・髄膜炎菌

髄膜炎ベルトと呼ばれるサブサハラ・アフリカへの渡航はもちろん、いわゆるマス・ギャザリングや寮生活などがリスクとなる。海外留学に際して、髄膜炎菌ワクチンを推奨している国もある。

ヒトに感染する髄膜炎菌には A、B、C、W、Y の 5 種類があり、日本で承認されている髄膜炎菌ワクチンは、このうち A、C、W、Y 型を予防する。有効期間は 5 年弱とされる。

### 4・黄熱病

　サブサハラ・アフリカや南米での蚊媒介疾患である。国際保健規則において、特定の地域への渡航に際して接種が義務づけられ、接種証明書（イエローカード）の提出が求められることもある。黄熱病ワクチンは生ワクチンに分類されるが、禁忌の場合もその証明書が求められる。1 回の接種で生涯有効とされる。

### 5・腸チフス

　南アジア地域で食品を介して感染するリスクがあるため、同地域への長期滞在を行う場合は接種を考慮する。腸チフス（チフス菌： *Salmonella enterica* subsp. *enterica serovar Typhi*）の多くは予防可能だが、パラチフス（パラチフス菌： *Salmonella enterica* subsp. *enterica serovar Paratyphi* A）は予防できない。日本では未承認のワクチンである。

### 6・ダニ脳炎

　東欧や中央アジア地域で感染リスクがある、ダニ媒介のウイルス脳炎であり、流行地域での野外活動に従事する場合は接種を考慮する。日本では未承認のワクチンであり、5 年程度で追加接種が必要となる。検疫所と限られた医療機関でのみ接種が可能である。

## 3．病歴確認に際しての注意点

　医療従事者は以下の点に注意し、確実な病歴採取を行いたい。

## ・記憶ではなく、記録を確認する

　患者のワクチン接種や既往歴に関する記憶は、時として曖昧なことがある。ワクチン接種に関する病歴は、記憶ではなく記録の確認を徹底する。記録で確認できない場合、疾患によっては（例：麻疹）未接種と同様の感染対策施行を考慮する。

## ・ルーチンワクチンの接種を確実に行えているか確認する

　現在、定期接種の対象となっているワクチンも、一定の年齢層以上では定期接種非対象の可能性がある（例：麻疹、風疹、水痘など）。ルーチンワクチンの接種について、記録の確認を行う。また、ルーチンワクチンの中には、追加接種が必要なものもあることに留意する（例：ジフテリア・百日咳・破傷風）。

## ・トラベラーズワクチンを接種しているか確認する

　ルーチンワクチンに比べて、トラベラーズワクチンの接種率は一般に低い。渡航先やリスクに合わせて、必要なワクチン接種が行えているか確認する。

### ■ 参考文献

1 ）国立感染症研究所：日本の定期予防接種スケジュール（2019 年 4 月 1 日現在）（https://www.niid.go.jp/niid/images/vaccine/schedule/2019/JP20190401_01.png）（最終アクセス：2019 年 12 月 20 日）.
2 ）厚生労働省：定期の予防接種実施者数（https://www.mhlw.go.jp/topics/bcg/other/5.html）（最終アクセス：2019 年 12 月 20 日）.
3 ）厚生労働省検疫所 FORTH（https://www.forth.go.jp/index.html）（最終アクセス：2019 年 12 月 20 日）.
4 ）国立国際医療研究センター病院総合感染症科トラベルクリニック：トラベラーズワクチン；予防接種を受けるにあたって（http://travelclinic.ncgm.go.jp/021/004.pdf）（最終アクセス：2019 年 12 月 20 日）.

# IV.

救急外来診療

# 1. 問診・フィジカルアセスメントのコツ

● はじめに

　外国人患者が救急外来を受診した際に問題となるのは言語と医療システムの相違である。対応する者の力量にもよるが、通訳サービスなしにはコミュニケーションがまったく不可能な場合も想定しておく必要がある。ただし、日本の医療は十分に世界の標準レベルに達しており、通常の問診・診察手順で進めて問題ない。

　一方で、外国人患者は母国で医療機関を受診するときと比べて格段に不安を抱き緊張していると想定される。自身が外国の医療機関を受診することになった場合を想像してみるとよい。具体的には支払いやコミュニケーションの問題、さらには適切な説明と医療が受けられるのかということに多くの不安を抱いている。

　コミュニケーション可能な程度としては以下のパターンが考えられ、これに応じて適切に対応する。

---

　1．完全に意思疎通が可能
　➡問診内容、診察は通常どおり行う。システムの相違については適宜説明する。
　2．ある程度コミュニケーションが取れる
　➡誤解が生じないよう通常よりも時間をかけて丁寧に説明するように心がける。必要に応じて通訳サービスを利用する。
　3．まったくコミュニケーションが取れない
　➡適切な通訳サービスを利用する。日本語を話せる知人がいないか探す。

---

いずれの場合でも患者の不安をなるべく払拭すべく対応することである。医療従事者はプロフェッショナルの精神を常に忘れず、相手に十分な敬意を払う。

## 1. 問診のコツ

たとえ言語の相違があっても完全なコミュニケーションを取るように心がける。相手がこちらの説明する内容を理解しているか、こちらも相手が伝えたいことを適切に情報収集しているかを十分に把握しながら進めてゆく。通常よりも時間をかけて質問、説明するつもりでよい。

### 1・問診時の基本

#### ❶自己紹介を行う

基本的なことであるが、患者は自己紹介を受けることで自分と対等に話をしてくれる信頼できる存在として医療従事者を見ることができる。また、自分が医師や看護師であるなどの職種を伝えることには信頼関係を築くうえで大きな意義がある。自己紹介を行うことが以後の問診、診察を円滑に行えるかを決定しうる分岐点となると認識する。

#### ❷医療のプロであるという認識をもって真摯に接する

患者は他国で受ける医療に不安を抱いている。自国の医療が最高と思っているのは自国民だけである。したがって、自国患者以上に自分がプロであるという認識をもつようにする。話し方や態度は信頼を得るのに大きく影響を及ぼす。

#### ❸患者を名前で呼ぶ

敬意を表する方法の1つとして、患者や家族を常に名前で呼ぶように心がける。具体的には苗字(Family name/Last name)を話の合間に適宜挿入する。診断書を書くときにも敬称に気をつけなければならない。状況によっては名前(First name)がよいこともある。このことで相手は自分に敬意をもって接してもらえていると考えるようになり、

117

親しみを覚え、結果的に信頼関係につながる。

## 2・留意すべき点

問診内容として留意すべき点は文化、慣習、環境の違いである。

### ❶直近にどの国にいたか

風土病や衛生環境などの違いを把握して疾患と関連がないかを類推する（「Ⅲ-1. 輸入感染症診断のためのアプローチ」72頁参照）。

### ❷幼少・学童期にどの国で過ごしたか

育った国により予防接種歴などが異なるため、診断や治療に影響の及ぶときには詳細に問診する。

### ❸宗教の相違

診療上配慮が必要な文化、宗教などもあり（「Ⅱ-2. 多文化・宗教への対応」54頁参照）、診断、治療に影響が及ぶことがある。

### ❹食事や生活の風習の相違

異なる食生活や生活習慣は診断、治療に影響が及ぶことがある。

### ❺プライバシーへの配慮

診察時はプライバシーを守るように環境に配慮する。

## 2．フィジカルアセスメントのコツ

診察手順は通常どおりで問題ないが、誤解の生じないよう一つひとつ丁寧に説明しながら行う。

---

1．診察時には説明をしながら行う
　　人は無言で身体を触られることに抵抗を覚える。説明と問いかけは重要であり丁寧な診察が求められる。
2．得られた情報をフィードバックする
　　自分の考えていることをしっかりと伝えることで患者の不安を軽減できる。

---

　問診、診察がひと通り終わったら、いったんここで考えられる診断を教示し、必要な検査について説明する。検査の内容についてはその必要性と意義を一つひとつ丁寧に説明する。結果が揃い診断がついたところで、病名と治療について説明を行う。

　問診、フィジカルアセスメントについて一貫して重要なことは、常に確実な同意の下に行われるべきである。そのためには完全なコミュニケーションが取られているという条件の下で十分な敬意の払われた丁寧な説明が求められる。

# 2 ■熱中症で来たら？

## ●はじめに

　熱中症はヒートアイランド現象や地球温暖化による影響により熱ストレスが増大し、日常生活においても発生が増加している。2012〜2016年の夏季における熱中症による受診者数は約30万人であり、このうち約5万人が救急搬送されている。

　訪日外国人は年々増加しており、特に蒸し暑い日本の夏に慣れていない訪日外国人は熱中症にかかるリスクが高く、環境省が注意を喚起している。特に意識障害を伴う場合は救急車で搬送されるケースが多い。

　"熱中症"とは「暑熱環境による諸症状を呈するものの総称」であって、旅行やスポーツ観戦のための訪日外国人は労作性熱中症にかかりやすいと考えられ、一般的に屋外や炎天下で数時間以内に急激に発症する。また、筋肉運動時には高い気温だけでなく、高い湿度だけでも熱中症を発症することに注意が必要である。

## 1. 救急外来における診療の実際

　日本人患者と同様に、独歩で受診し、会話可能な状態であれば、意識状態やバイタルサインの測定などと併行して、めまい、失神(立ちくらみ)、生あくび、大量の発汗、強い口渇感、筋肉痛、筋肉の硬直(こむら返り)、頭痛、嘔吐、倦怠感、虚脱感、けいれん、せん妄、高体温などの諸症状の有無を確認し治療を開始する。ただし、言葉が通じないときは正確な判断をするために医療通訳サービスを利用する。また、文化・宗教上配慮が必要なことを聞く(「II-2. 多文化・宗教への対応」54頁参照)。

## 2．重症度の評価と治療

**図1**に日本救急医学会熱中症分類2015を示す。

Ⅰ度熱中症は軽症群であり、通常は入院を必要とせず、安静、経口的に水分と塩分の補給を行う。暑熱環境の改善、安静、生理食塩水の補液で比較的容易に改善し、入院の必要性は低い。

Ⅱ度熱中症では頭痛、嘔吐、倦怠感など全身の症状を伴うことが多く、集中力や判断力の低下など、軽度の意識障害（JCS≦1）を伴うこともある。著しい電解質異常などがあれば、原則入院のうえ一定の時間をかけて補正する。帰宅させる場合は、暑熱環境の回避とともに24〜48時間程度の安静、経過観察を行うように指導する。

| | 症状 | 重症度 | 治療 | 臨床症状からの分類 |
|---|---|---|---|---|
| Ⅰ度<br>（応急処置と見守り） | めまい、立ちくらみ、生あくび、大量の発汗、筋肉痛、筋肉の硬直（こむら返り）、意識障害を認めない（JCS＝0） | | 通常は現場で対応可能→冷所での安静、体表冷却。経口的に水分とNaの補給 | 熱痙攣<br>熱失神 |
| Ⅱ度<br>（医療機関へ） | 頭痛、嘔吐、倦怠感、虚脱感、集中力や判断力の低下（JCS≦1） | | 医療機関での診察が必要→体温管理、安静、十分な水分とNaの補給（経口摂取が困難なときには点滴にて） | 熱疲労 |
| Ⅲ度<br>（入院加療） | 下記の3つのうちのいずれかを含む<br>・（C）中枢神経症状（意識障害、JCS≧2、小脳症状、痙攣発作）<br>・（H/K）肝・腎機能障害（入院経過観察、入院加療が必要な程度の肝または腎障害）<br>・（D）血液凝固異常（急性期DIC診断基準にてDICと診断）→Ⅲ度の中でも重症型 | | 入院加療（場合により集中治療）が必要→体温管理（体表冷却に加え体内冷却、血管内冷却などを追加）、呼吸・循環管理、DIC治療 | 熱射病 |

Ⅰ度の症状が徐々に改善している場合のみ、現場の応急処置と見守りでOK

Ⅱ度の症状が出現したり、Ⅰ度に改善がみられない場合、すぐに病院へ搬送する（周囲の人が判断）

Ⅲ度か否かは救急隊員や、病院到着後の診察・検査により診断される

**図1　日本救急医学会熱中症分類**
（日本救急医学会：熱中症診療ガイドライン2015による）

Ⅲ度熱中症は重症群であり、①不穏をはじめとする意識障害、けいれん、運動失調などの脳神経症状、②肝臓、腎機能障害(AST、ALT、BUN、Cre の上昇)、③血液凝固障害[急性期 DIC(播種性血管内凝固症候群)診断基準を用いる]のうちいずれか1つを認めればⅢ度とする。気道、循環管理、深部体温モニターなどを行いながら急速冷却を行い、けいれん、シバリング、横紋筋融解症、DIC などへの対応を行う。アセトアミノフェンや NSAIDs などの解熱薬の効果は期待できない。

治療は日本人に対する場合となんら変わりないが、治療や処置を行う前には、文化・宗教上配慮が必要なことを聞く必要がある。例えば、イスラム教のラマダン(断食期間中)は日の出から日没まで飲食が禁じられているため、低血糖や脱水で搬送されてくる患者がいる。病人は断食を免除されているが、補液を行う際は医学的に必要であることを患者本人が理解できる言語で説明し、本人に同意を得てから処置を行うこととする。また、世界中のイスラム教徒がメッカへの巡礼などで訪れるサウジアラビアでは、砂漠の猛暑に慣れていないために熱中症患者が多発すると言われており、逆にわが国よりも高温多湿環境にある東南アジア諸国では、熱中症になりにくい体質になっていると言われている。このように熱中症の発生には地域の気候、文化などが関連していることにも配慮が必要である。

### ■ 参考文献

1）日本救急医学会(編)：熱中症；日本を襲う熱波の恐怖, へるす出版, 東京, 2011.
2）熱中症に関する委員会：熱中症診療ガイドライン 2015. 日本救急医学会, 東京, 2015.
3）環境省：熱中症環境保健マニュアル 2018(http://www.wbgt.env.go.jp/pdf/manual/heatillness_manual_full.pdf).
4）特集 熱中症と闘う in 2019 for 2020. 救急医学43(7)：2019.

# 3 ■ アナフィラキシーショックで来たら？

## ●はじめに

　アナフィラキシーとは、アレルギー反応のうち、複数臓器に影響が及び生命に危機を及ぼすほどひどい過敏反応のことである。食物や薬、虫刺されなどが原因となることが多い。

　アナフィラキシーショックとは、アナフィラキシーのうち、血圧低下や意識障害などショックを呈するものであり、中には死に至る場合もある。

## 1．アナフィラキシーショックへの対応

　病歴、皮膚症状、呼吸器症状、血圧低下などの臨床所見からアナフィラキシーと診断し、以下のように対応する。

---

1．Call for help.　人手を集める
　（気道閉塞があるときにはすぐに気道確保準備）
2．アドレナリン 0.3mg 筋注。
3．点滴ルート確保、外液負荷。必要時酸素投与。
4．症状をみながら改善がないときにはアドレナリン筋注を繰り返す。
5．$H_1$ ブロッカー、$H_2$ ブロッカー、グルココルチコイド投与を考慮する。

---

　治療において重要な点は「アドレナリン投与が最も効果的な治療」であり、「アドレナリン投与を躊躇しない」ことである。必要なアドレ

ナリン投与が遅れると遅延反応や二峰性反応のリスクになるといわれている。

実際の投与は 1mg/mL のアドレナリン製剤（ボスミン®）をツベルクリン用 1mL シリンジに約 1/3（0.3mg）吸引する。筋注は一般的に大腿の外側が勧められる。

一度症状が消失しても、症状の再燃をきたすことがある（二峰性反応）。一般的には 12 時間以内に起きることが多いが、72 時間後に起きたという報告もあり注意が必要である。二峰性反応はアナフィラキシー患者全体の 21% 程度に起こると報告されている。

## 2．外国人患者の特徴・課題

日本における外国人患者の一般外来受診は稀で、多くは救急外来受診であり、約半数が救急車で搬送されてくる。そのうちアナフィラキシーショックは 1〜2% 程度と考えられる。

外国人患者対応時の課題は以下のとおりである。

---

・病歴聴取が困難なことがある。

・食品名や薬の名前を聴取できても、何が含まれているか、すぐにはわからないことがある。

・二峰性のアレルギー反応を懸念し経過観察入院を勧めても、入院を拒否されることがある（お金の問題、フライト時間の問題など）。

---

このため皮膚所見、バイタルなどからアナフィラキシーショックが疑われるときには、病歴聴取が十分できない状況であっても上記治療を開始せざるを得ないことがある。

また、アレルギーは今後の本人の生活に大きくかかわるため、疑われるアレルギー物質・被疑薬を可能な限り聴取するとともに、自国で

の精査・通院を勧める。詳しい情報を聴取するために医療通訳サービスを利用して正確にコミュニケーションを取る。

　食物アレルギーに関して、東京都の多言語メニュー作成支援のウェブサイトに食品ピクトグラム(絵文字)があるので活用するとよい(**図2**)[1]。

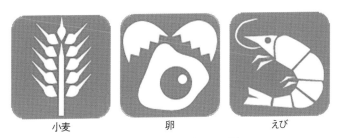

小麦　　　　　　　　卵　　　　　　　　えび

**図2　食品ピクトグラムの例**

　入院に関しては明確な基準はないが、以下のような患者については考慮する必要がある。

---

・アドレナリンに反応不良で複数回投与した症例➡入院が妥当と考えられる。

・ショックを呈していた症例➡入院が妥当と考えられる。

・アドレナリンに反応良好であっても、アドレナリン投与を要した症例➡その副作用や症状再燃を確かめるため、少なくても4時間程度救急外来で経過観察した方が安全である。

---

　入院での経過観察が必要と考えられるときには、その必要性をよく説明する。

　ただし、中には経済的な理由やフライト時間などを理由に入院を拒否されることがある。その際には訴訟を避けるためにも院外で問題が起きたときには自己責任であること、また航空会社に重大なアレル

ギーが直近に生じたことを伝えるように説明する。必要に応じてカルテに記載したり、同意書に記入してもらう（「Ⅳ-8. 外来から帰国許可できない患者が自己判断で帰国する場合の対応は？」143 頁参照）。

　退院・帰宅時には次の病院へ情報提供を行い、次に同様の症状が起きたときの対処について専門医と相談してもらう。処方が可能であれば、アドレナリン自己注射製剤（エピペン®）の処方も考慮する。

## ■ 文　献

1）東京都：多言語メニュー作成支援ウェブサイト（http://www.menu-tokyo.jp/menu/pictogram/）.

# 4 ■ 急性薬物中毒を疑ったら？

## ● はじめに

　薬物中毒診療の場合、原因物質の診断、治療のほか、法律上の問題や精神科との連携など、他疾患と異なる点も多い。特に、外国人患者の場合、言語や文化、国ごとの認可薬品の違いなどから、治療に難渋することもしばしばある。

## 1．診　察

　原因物質の同定が困難な可能性が高い外国人患者の場合、トキシドローム(toxidrome)に基づいた診療がより重要となってくる。トキシドロームとは、バイタルサインや身体所見、症状を組み合わせることで、症候ごとに暫定的に診断を付けるという概念である。それにより原因物質が同定できなくても、治療を開始することができる。トキシドロームの五大分類を**表1**に示す[1)2)]。

## 2．簡易検査

　身体診察やトキシドロームのほか、救急外来での中毒診療では、トライエージ(Triage®DOA)(**図3**)やインスタットビュー(INSTANT-VIEW M-I®)といった、簡易検査が診断の一助となる。本邦ではトライエージが広く普及しており、フェンシクリジン類(PCP)、ベンゾジアゼピン類(BZO)、コカイン系麻薬(COC)、覚せい剤(AMP)、大麻(THC)、モルヒネ系麻薬(OPI)、バルビツール酸類(BAR)、三環系抗うつ薬(TCA)の8項目について尿検体を使用し、15分程度で測定可能である。外国人患者の中毒診療においても客観的な指標となりうる。

表1　トキシドロームの五大分類

| トキシドローム | 意識 | 脈拍 | 血圧 | 体温 | 呼吸回数 | 瞳孔 | 皮膚 | 反射 | 代表薬剤 |
|---|---|---|---|---|---|---|---|---|---|
| 交感神経刺激性 | 興奮 | ↑ | ↑ | ↑ | ↑ | ↑ | 発汗 | ↑ | コカイン、覚せい剤、エフェドリン、合成カンナビノイド |
| 抗コリン | せん妄 | ↑↑ | ↑ | ↑ | ↑↓ | ↑ | 乾燥 | — | アトロピン、スコポラミン、抗ヒスタミン薬、抗パーキンソン薬、抗精神病薬、三環系抗うつ薬 |
| コリン作動性 | 抑制 | — | — | — | — | ↓ | 発汗 | — | 有機リン、カーバメート系農薬、ニコチン |
| 鎮静・催眠性 | 抑制 | ↓ | ↓ | ↓ | ↓ | ↓ | — | ↓ | ベンゾジアゼピン、バルビツール、アルコール |
| オピオイド | 抑制 | ↓ | ↓ | ↓ | ↓↓ | ↓ | — | ↓ | フェンタニル、ヘロイン、オキシコドン、トラマドール、ペンタゾシン |

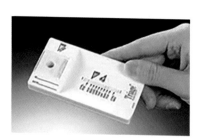

図3　トライエージ DOA
（画像提供：シスメックス株式会社）

しかし、あくまで予備検査であること、偽陽性、偽陰性があることに
注意し、病歴聴取や身体診察を怠らないことが重要である[3]。

128

## 3．治　療

　治療は、「全身管理」「吸収の阻害」「排泄の促進」「解毒薬・拮抗薬」「精神的評価と治療」に基づいて行う[4]。個別の治療については、外国人患者に対する治療で大きな差異はないが、「精神的評価と治療」については、特に難を要する。薬物中毒患者では、背景に精神疾患を有する場合が多い。そのため、精神科との連携が最重要となる。そのうえ、身分証明書の携帯がない場合や、家族が日本にいない場合はさらに治療を難渋させる。入院形態や医療費といった面でも、医療通訳や警察、場合によっては大使館との連携が必要となってくる。そのため中毒診療においては、院内の国際医療部門との連携がより大切となってくる。

## 4．届出義務

　また、原因物質が麻薬である場合、外国人であっても、いわゆる、麻薬5法に基づき、警察への届出が必要となる。法律の適応薬物は厚生労働省で適宜更新されており、確認されたい[5]。

　さらに、近年問題になっている危険ドラッグについては、2019年12月時点で、法律上、医師の届出義務はないものの、医療従事者側の身を守ることや、社会的責務、先に述べた外国人特有の診療の難しさからも、救急外来の時点で警察も介入してもらい、多職種で診療に当たることが望ましいと考えられる。

### ■ 文　献

1 ) Holstege CP, Borek HA：Toxidromes. Critical Care Clinics 28(4)：479-498, 2012.
2 ) 杉田　学 (責任編集)：中毒. INTENSIVIST 9(3)：2017.
3 ) 山本理絵, ほか：急性薬物中毒における Triage DOA®の臨床的有用性. 日救急医会誌 25：865-873, 2014.
4 ) 上條吉人：臨床中毒学. 相馬一亥 (監修), 医学書院, 東京, 2009.
5 ) 厚生労働省：薬物乱用防止に関する情報 (https://www.mhlw.go.jp/stf/seisakunitsuite/bunya/kenkou_iryou/iyakuhin/yakubuturanyou/index.html).

# 5. アルコール使用障害患者への対応は？

## ●はじめに

　アルコール乱用や依存のようなアルコール使用障害のある外国人が救急外来を受診することは少なくない。彼らは、急性期に対する治療が行われた後もアルコール依存に対するフォローアップが十分でなく、有害使用による救急受診を繰り返す傾向がある。アルコール使用障害に対しては、急性期の治療もさることながら、二次・三次予防のための専門治療につなげることが重要である。しかし外国人の場合、主としてコミュニケーションの問題から、専門治療を受けるハードルが高い。

　ここでは、アルコール使用障害により救急受診に至った外国人患者の対応を、主に二次・三次予防のためのフォローアップの観点から述べる。

### 1．急性期治療

　救急外来におけるアルコール有害使用の対応には、急性アルコール中毒、アルコール離脱けいれん、離脱せん妄、振戦せん妄のほか、肝炎や膵炎、アシドーシスなどの身体的問題がある。外国人患者の場合、多少の体質差やコミュニケーションの問題はあったとしても、身体的治療は日本人に対するものと大きな違いはない。

### 2．二次・三次予防

　急性期障害の治療がひと段落した後は退院させることができるが、繰り返し受診を予防するために、ここで専門治療につなげるようにし

たい。しかし、ただでさえ多忙な救急外来や病棟では、外国人患者に対応することはスタッフのさらなる負担となるため、ここでは最低限のリソースを用いた対応法を提案する。

## 1・自覚を促すためにパンフレットを利用する

アルコール使用障害の本人に「あなたはアルコール依存症なので専門的な治療が必要です」と直に言っても効果は小さい。特に身体的な回復が得られた後は、飲酒行動を再開して振り出しに戻ってしまう。しかしこのような入院や、社会的・対人的喪失体験はそれ自体、治療の契機になりうるため、この機会を逃さずに「依存症を治そう」という意欲を少しでももたせたい。

アルコール依存に至る経緯、飲酒により生じた社会的問題、家族との問題、断酒の挫折、治療に至る経緯など、アルコール使用障害のパターンはある程度共通性があり、世界のさまざまな機関が治療動機づけのための患者向け資料をネット上で提供している。このような資料を印刷して患者に渡し説明することは、患者が「自分は依存症かもしれない」と自覚して治療を始めるきっかけになる。

・米国 NIH のパンフレット：Rethinking Drinking-Alcohol and Your Health（英語、スペイン語）

https://www.niaaa.nih.gov/publications/brochures-and-fact-sheets（nih, alcohol, brochures で検索）

## 2・AA（Alcoholic Anonymous）の連絡先を案内する

患者が治療意欲を少しでももった場合には、自助グループであるAA が大きな助けになる。断酒のために抗酒薬を使用する方法もあるが、AA のミーティングは最も効果が高いと言われている。下記のホームページより、英語による AA を検索できるほか、Skype によるミーティングも案内している。

・英語によるAAミーティング　https://www.aatokyo.org/

## 3・専門医療機関に相談する

　アルコール依存症の専門治療を行っている病院・クリニックを紹介することが望ましいが、外国人患者の受け入れを公言している施設は皆無に等しく、むしろAAやNPOを通じて相談する方がうまくいくことが多い。

・多文化間精神医学会在日外国人サービス

　https://www.jstp.net/sp/foreignjapan1.html

・AMDA国際医療情報センター

　https://www.amdamedicalcenter.com/

## 4・近親者に対して自助グループを案内する

　外国人の孤独感はアルコール使用障害のリスクファクターであるが、家族、パートナー、友人、同僚など、なんらかの近親者はいるものである。これらの近親者が患者のアルコール問題に困り果て、無理やり受診させることは多い。近親者に関して重要なことは、「近親者がenablerにならないこと」である。Enablerはアルコール使用障害者の世話を焼くことで共依存関係になり、アルコールの問題から抜け出せなくしてしまうことがある。むしろ援助をしないことが最大の援助となる側面があるのである。

　このような特徴があるため、アルコール有害使用の治療では、近親者のための自助グループ（Al-Anon）も重視される。治療意欲がない患者の対応や、近親者の心構えなどを共有することができる。下記のAl-Anonホームページのリンクから、英語で行われるミーティングの案内を見つけることができる。

・アラノン家族グループホームページ（リンク先の「英語グループ」）

　http://www.al-anon.or.jp/

# 6 ■ メンタル不調患者への対応は？

● はじめに

　メンタル不調で救急外来を受診する外国人患者は、治療後の処遇に特別な配慮が必要となる。ここでは重症度に基づき、治療と処遇において配慮すべき点を述べる。

## 1．帰宅できると考えられる場合

　救急外来より帰宅できる条件は、自傷他害の恐れがなく、当面は自宅で過ごすことができると判断できる場合である。不安発作、パニック発作、不眠や焦燥のほか、深刻な自殺念慮を否定する境界性パーソナリティ障害の自傷、病識のある統合失調症の幻覚・妄想の一時的な悪化などが考えられる。

### 1・できるだけ海外で使用されている薬剤を処方する

　処方をする場合は頓用にとどめ、薬剤の説明や帰国時の継続性の観点から、できるだけ海外でも使用されている薬剤を選択する。

| 頓用薬の選択例 |
| --- |
| 不安・焦燥 ➡ アルプラゾラム・クロナゼパム<br>不眠 ➡ ゾルピデム<br>強い焦燥、幻覚・妄想 ➡ リスペリドン・クエチアピン |

## 2・薬剤の英語説明文を用いて説明する

薬剤は用法・用量、禁忌を把握したうえで処方する。患者には下記のサイトから該当する薬剤の説明文（英語）を印刷し、効能や副作用を説明する（「Ⅵ. 薬を処方するときに知っておきたいこと」202頁参照）。
・くすりのしおり　http://www.rad-ar.or.jp/siori/

## 3・外国人対応ができる精神科や相談先を紹介する

初発の症状でかかりつけの精神科がない場合、外国人患者に対応できる精神科に紹介する。しかし最寄りの精神科をすぐに見つけることは難しく、普段から問い合わせて連携を取っておくことが望ましい。下記の日本政府観光局に登録されている医療機関は少なくとも受け入れを表明しており、選定の参考になる。また、多文化間精神医学会のホームページでは、外国人対応が可能な医療機関や医師を紹介している。
・日本政府観光局（医療機関リスト）
　https://www.jnto.go.jp/emergency/jpn/mi_guide.html
・多文化間精神医学会（「在日外国人サービス」「多文化間専門アドバイザー」）　https://www.jstp.net/index.htm

また、薬物療法でなくカウンセリングが適切な患者に対しては、下記の相談先を紹介する。
・TELL（英語対応の電話相談、いのちの電話、カウンセリング）
　http://telljp.com/counseling/
・International Mental Health Professionals Japan（多国籍のメンタルヘルス専門家）　https://www.imhpj.org/

## 2．入院が必要と考えられる場合

自傷他害の恐れが強い場合や、興奮を伴う幻覚・妄想状態の場合は入院治療が必要となる。縊首や飛び降りなどの致死率の高い自殺企図をした場合や、自殺念慮が低減せず継続する場合、幻覚・妄想が活発で病識がなく、自他の安全を確保できない場合が考えられる。精神科医と協力して対応する必要がある。

このような場合、拘束や薬剤による鎮静が必要となることは日本人と変わらないが、外国人の場合にはそのプロセスと処遇が問題となるため、普段から対応法を検討しておく。

### 1・当該病院の精神科に入院する

救急外来のある当該病院に精神科病棟がある場合、まずそこへの入院を検討する。精神科への入院には日本の精神保健福祉法に則った書類手続きが必要である。NPO法人 AMDA 国際医療情報センターのサイトなどより、外国語の入院告知書や同意書をダウンロードすることができる。ただし、これらの書類は説明のために補助的に用い、精神科医は日本語の正式な書類を使用する必要がある。

入院生活では、タブレットを用いた 24 時間対応のビデオ通訳を利用するなどして、家族や近親者とできるだけ密なコミュニケーションを取るようにする（「Ⅱ-1. 医療通訳」44 頁参照）。
・AMDA 国際医療情報センター（「多言語問診票」）
https://www.amdamedicalcenter.com/

### 2・精神科病院に転院する

外国人の入院を受け入れることのできる精神科病院を探すことは容易でなく、普段より協力・連携体制を取っておく必要がある。下記サイトでは、外国人患者受入れ医療機関認証制度（Japan Medical

Service Accreditation for International Patients；JMIP)により認証され、精神科のある病院を都道府県ごとに検索することができる。また、東京都であれば、医療機関案内サービスひまわりが、24時間の電話相談を受け付けている。その他、AMDAのようなNPO法人に助言を求める方法もあるが、そこでも受け入れ可能な病院を探すことは困難であることに変わりなく、やはり日頃の連携が重要となる。

・JMIP　http://jmip.jme.or.jp/search.php
・東京都医療機関案内サービスひまわり：03-5272-0303(毎日24時間受付)

### 3・帰国搬送のため海外対応の民間会社を利用する

　本人や近親者が帰国を希望する場合、入院による急性期治療で一定の安定が得られた後、民間会社による搬送を検討する。国を越えての精神疾患患者の搬送は容易ではないが、このような民間会社は各国の大使館・領事館、各国の警察、病院と連絡・連携を取りながら搬送するノウハウを持ち合わせており、早めに相談するとよい。ここで大事なことは、同意を得たうえで、十分な医療情報を民間会社に提供することである(会社によっては日本語の医療情報でよい)。

　・民間搬送会社を検索：キーワード「海外　患者　搬送」

# 7 ■ 暴力への対応は？

## ● はじめに

　救急外来は患者が具合が悪くなってやってくる場所である。そのため、本人や家族、関係者は、不安な気持ちから興奮していることも多い。また、外傷患者の被害者などは、相手への強い怒りを感じているケースもある。あるいは内因性疾患の救急患者であっても、背景に社会的問題を抱えていることもあり、これらは救急外来でのトラブルを引き起こすリスクファクターとなる。救急外来は、患者の不安・怒り、興奮などの感情、あるいは社会的問題が背景となってトラブルが起こりやすい場所である。

　外国人の場合には、さらに言語の壁がある。外国人にしてみれば、何を言っているのかわからない日本人に、急に身体を触られたり、点滴などの侵襲的な行為、さらには高額な医療費を取られるとなれば、手段を選ばず、自分の身を守ろうとするのは当然とも言える。

　逆に、日本人も言語の問題から外国人とのコミュニケーションに苦手意識があるスタッフが多く、また、体格の違いから恐怖を感じやすい。それが悪循環に陥るもう1つの要因と言える。

　日本ではあまり注目されていないが、海外では医療関係者への暴力が問題となっている。例えば、American College of Emergency Physicians（ACEP）の報告では、半数の救急医が、最近1年間に暴力を受けたとされる[1]。そこで、海外の現状と対策を参考にしてみたい。

## 1. リスクの把握

　報告が多いのは、精神科外来と救急外来である。当然ではあるが、

扱う患者が多ければ多いほどリスクが高いとされており、待ち時間が長くなっているケースなどは要注意である。

患者側の要因としては、精神疾患、アルコールを含むドラッグの使用が挙げられている。また、医療者側の要因として、若手の方が暴力を受けるケースが多いとの報告がある。

暴力が多い状況としては、看護師がトリアージをしているとき、処置中、あるいは診療に伴う身体抑制時などに起こる。また、時間帯としては夜11時から午前7時に集中しているという[1]。

## 2. 現場での対応

早い段階で気づくことが大切で、そのためには「違和感を感じる力」が大事であるとされる。行動の手がかりとして、姿勢が緊張している、食いしばっている、大声で脅迫的、しつこい言動、落ち着かない行動などが挙げられる。そして、それに気づいたときには1人にはならないこと、最初に脅威を感じた段階でセキュリティ担当者を呼び出す必要がある。

興奮している相手に対しては冷静に優しい態度で接し、決して戦ったり命令してはいけない。一定の距離を保ち、ほかの患者やスタッフが外に逃げられるような道をつくる。攻撃的と解釈されうる行為はできるだけ避ける。

議論はせず、相手の怒っていることに理解を示し、解決策を探っていく。

## 3. 普段からの対策を！

### 1・計 画

発生の多い救急部門や精神科には、暴力的な状況に対応するための計画が必要である。この計画には、

・誰が応答するか

・誰がリーダーになるか
・各個人の責任
・実行する手順
を含める必要がある。

## 2・トレーニング

医師、看護師、セキュリティ担当者の de-escalation technique（心理学的知見をもとに言語的・非言語的なコミュニケーション技法によって怒りや衝動性、攻撃性を和らげ、患者を普段の穏やかな状態に戻すこと）や、take-down technique（立っている相手を地面に倒し、制圧すること）は役に立つ可能性がある。

## 3・安全な環境

訓練を受けた警備員、24 時間訓練された監視員がいるテレビカメラ、「パニックボタン」の配置などが挙げられる。地元の警察署との協力連絡体制も重要である。

救急部門と病院のほかのエリアとの間の出入りを制御し、患者と訪問者には、バッジまたはリストバンドを付けてもらうのが望ましい。「Ⅱ-3. クレームへの対応」61 頁も参照。

## 4・怒らせるフレーズ、落ち着かせるためのフレーズ
### ❶日本人が言いがちな、外国人を怒らせるフレーズ

"Are you American?"

これはヨーロッパ人を怒らせる発言として有名。人種、あるいは政治的な内容に関する会話はできるだけ避けるのが望ましい。

"How old are you?"

日本人にとって年齢は大事なことだが、外国人にはあまり重要でない。年齢を聞かれると、「老けて見える」「幼く見える」などと思われて

いると勘違いされてしまうことがある。

**❷怒った相手を落ち着かせるためのフレーズ**

"It's ok, I care with you."

相手のことを「ちゃんと考えていますよ」と伝えることは大事。

"Would you like to continue our discussion in a calm manner or take a break to relax then resume?"

「選択肢を与えて選んでもらう」のは1つの手段。ただし、両方安全な選択肢であるようにする必要がある。

■ 文　献

1）American College of Emergency Physicians（ACEP）：Emergency Department Violence；An Overview and Compilation of Resourves（https://www.acep.org/globalassets/uploads/uploaded-files/acep/clinical-and-practice-management/policy-statements/information-papers/emergency-department-violence---an-overview-and-compilation-of-resources.pdf）.

# 8 ▪ 外来から帰国許可できない患者が 自己判断で帰国する場合の対応は？

## ● はじめに

　訪日外国人患者にとって、わが国は外国であり、たとえまだ治療が必要であったとしても、早期に母国に帰りたいと考えるのは当然と言える。

　しかし、長距離移動に耐えられるかは、最終的には結果論でしか判断できない事象であり、医療機関として、患者が長距離移動可能であると保障することは困難と言わざるを得ない。

　本項では、まだ治療中であり、長距離移動に耐えられない可能性が高い患者に対する対応について解説するが、判断に迷う事例においても参照できると考える。重要な点は、患者の意向と切り離して、客観的に患者の病態、移動に伴う危険について説明し、記録化することである。

## 1．療養指導義務の履行について

**外国人患者の帰国、飛行機搭乗などは、法律上は、療養指導義務の問題である。**

　療養中の外国人患者が、母国へ帰国するか否か、飛行機に搭乗するか否かは、当然のことであるが患者本人の自由であり、医療機関が決定することではない。

　医療機関として問題となるのは、診療中の患者に対する療養指導義務の履行として、適切な指導を尽くしたかである。

　医師法 23 条では以下のように定めている。

[医師法 第 23 条]　医師は、診療をしたときは、本人又はその保護者に対し、療養の方法その他保健の向上に必要な事項の指導をしな

ければならない。

　療養指導義務についての裁判所の判断としては、低出生体重児で出生した新生児を黄疸が遷延している状態で退院させたところ、核黄疸が進行し、強度の運動障害が残った事例において、

[最判平成７年５月30日]　産婦人科の専門医であるＹとしては、退院させることによって自らは児（Ｘ１）の黄疸を観察することができなくなるのであるから、児（Ｘ１）を退院させるにあたって、これを看護するＸ２らに対し、黄疸が増強することがあり得ること、および黄疸が増強して哺乳力の減退などの症状が現れたときは重篤な疾患に至る危険があることを説明し、黄疸症状を含む全身状態の観察に注意を払い、黄疸の増強や哺乳力の減退などの症状が現れたときは速やかに医師の診察を受けるよう指導すべき注意義務を負っていたというべきところ、Ｙは、児（Ｘ１）の黄疸について特段の言及もしないまま、何か変わったことがあれば医師の診察を受けるようにとの一般的な注意を与えたのみで退院させているのであって、かかるＹの措置は、不適切なものであったというほかはない。

と示し、「何か変わったことがあれば医師の診察を受けるように」との一般的な注意では足りず、医学の素人である患者にも理解ができるよう、療養の方法などにつき、適切かつ具体的な指導をしなければならないとしている。

　したがって、外国人患者が帰国や飛行機搭乗などを希望した場合、医師としては、患者の病状、急変の可能性、急変時の対応など、患者にも理解できるよう、具体的に説明する義務を負うこととなり、実際に、帰国や飛行機搭乗などをするか否かは、当該説明を聞いた患者が最終的に判断することとなる。

142

## 2．診断書作成についての注意点

**┃ 安易に搭乗可能との診断書を作成すべきではない。**

　患者や、場合によっては航空会社から、搭乗可能の旨記載した診断書の作成を求められることがあるが、上記に示したように、療養指導義務違反として損害賠償請求を受ける恐れがあることから、医師は、安易にそのような診断書を作成すべきではない。

　ここでいう安易とは、患者や航空会社の意思を尊重するあまり、危険があることを認識しながら敢えて伏せることをいうのであり、危険性を含め、医学的に適切な記載をすれば足り、過度に萎縮する必要はない。

　また、搭乗可能と判断する場合でも、付き添いや介助者が必要であったり、臥位や下肢挙上など体位についてや酸素吸入、吸引など必要な医療措置がある場合には、その旨明記すること。

## 3．帰国、飛行機搭乗困難な患者への対応

　帰国、飛行機搭乗などが医学的に困難な患者が、どうしても帰国、飛行機搭乗などしたいと希望した場合は、万が一に備え、カルテ、診断書などに危険があることを患者に適切に説明したことを記録しておく必要がある。

　また、必要に応じて「discharge against medical advise」などの文書を作成し、患者に署名させておくというのも一考である（37 頁参照）。

　上記文書の法律上の位置づけは、万が一の事態が発生した場合に、医療機関として尽くすべき療養指導義務を履行したことを証拠化することである。

　なお、搭乗困難である旨の診断書は、航空機の予約変更を行う際に必要となることもある。

# 9 ■ 心肺停止症例への対応は？

## ● はじめに

心肺停止の治療に関しては、国際蘇生協議会（International Liaison Committee On Resuscitation；ILCOR）による国際コンセンサス（International Consensus Conference on Cardiopulmonary Resuscitation and Emergency Cardiovascular Care Science With Treatment Recommendation；CoSTR）をもとに各国の現状に合わせたガイドラインが策定されている。CoSTR に基づいたガイドラインは国際的な標準治療であり、これに則って治療を行うことで基本的に問題が生じることはない。アメリカ心臓協会（AHA）の Basic Life Support（BLS）ガイドライン（2015）では、オピオイド過量摂取による疾病負担が大きいという疫学データを受け、標準プロトコルの補助として市民救助者によるナロキソン投与が妥当とされており、投与器具が承認・販売されている。このように、薬物使用蔓延がガイドラインに反映されている国もあり、薬物使用を心肺停止の原因として鑑別する必要がある。

## 1．心肺停止の診療

心肺停止の診療では一般的に情報が錯綜しやすく、来院時に身元が特定されていない場合も多くある。外国人旅行者では発症直前の症状や既往歴、キーパーソンの連絡先などの情報が国内の患者以上に得にくい状況となる。旅行の同行者やキーパーソンなどからより正確な情報を得るためになんらかの翻訳手段の確保が望ましい。また、アレルギー歴以外にも宗教上の理由で使用を拒否される薬剤があることに留意する。例えば、ヘパリンは豚の腸粘膜から得た製剤であり、豚肉の

摂食を禁じられているイスラム教徒では同薬剤の血管内投与を拒否される場合がある。病歴が聴取できない段階での必要薬剤投与は緊急避難措置として許容されるが、患者の意思が確認された場合、投与の必要性を患者に説明するとともに代替手段を検討すべきである。

## 2．リビングウィル

患者がリビングウィルを示している場合は、注意が必要である。患者の母国で法的に認められた意思表示であっても、日本では法的拘束力をもたない。しかし、患者本人の意思表示を書面などの形で確認できる場合には、日本の法律に反しない範囲でこれを尊重すべきである。神経学的に良好な転帰が期待できない場合で、患者本人の延命治療拒否の意思が確認できる場合には蘇生処置を中止する選択肢もある。

## 3．蘇生後

心肺停止の患者が蘇生した場合にも、問題が生じる可能性がある。患者の日常生活動作(ADL)が良好に回復すれば母国の医療機関に診療情報提供を行い、その後の治療を委ねることができる。しかし、外国人旅行者が心肺停止蘇生後脳症で後遺症が残った場合でも帰国を希望する家族が多い。人工呼吸器の要否、その他医療者の同行の要否などの条件により移送にかかる費用が変わる。患者が出国するまでは日本の医療機関が責任を負うことになるため、移送中に死亡する危険性についても考慮する必要がある。患者が加入している保険で移送を含めて補償される場合があり、確認が必要であるが、多くの場合、移送はなんらかの移送サービスに委託することになる。移送の実現可能性が患者や家族の支払い能力に依存するのはやむを得ないことである。

## 4．安楽死

患者が植物状態または脳死状態など不可逆的な脳損傷を負っている

場合には、安楽死を希望される可能性がある。スイスやアメリカ合衆国の一部の州、オランダ、ベルギー、ルクセンブルク、カナダ、オーストラリアの一部の州、大韓民国などでは積極的安楽死が法的に認められている。しかし、1995年の東海大学安楽死判決を含む過去の判例では、以下のような積極的安楽死の許容要件を示したものの、積極的安楽死が許容され無罪となった判決はない。

①耐え難い肉体的苦痛がある。
②死が避けられず死期が迫っている。
③肉体的苦痛を除去・緩和するために方法を尽くしほかに代替手段がない。
④本人が安楽死を望む意思を明らかにしている。

　同判決では「延命治療を中止して死期を早める」消極的安楽死は治療行為の中止として許容され、「苦痛緩和の措置により結果的に死期を早める」間接的安楽死は、治療行為の範囲内とみなして患者の自己決定権を根拠に許容されるとしている。安楽死を希望された場合には日本の現状を説明し、理解を得るべきである。

# 10 ■ 外来で亡くなったときの対応は？

● はじめに

　海外渡航者の死亡は 1/100,000 といわれており[1]、訪日外国人は年々増加しているため、救急外来にて外国人患者が亡くなるケースを経験する可能性はある。訪日外国人の死亡対応および在日外国人（国籍が外国）の死亡対応について述べる。

## 1．訪日外国人の死亡対応

　海外から観光や商業目的にて来日した患者以外にも、検診や治療のために来日する患者もいる。訪日観光・商業目的者はホテルや屋外での急変が多く、病歴・既往歴などが不明なことが多いため、死因が明らかでないことがある。その場合には警察に異状死届出を行うこととなる（**図4**）。訪日観光・商業目的者が死亡した場合は、本国への遺体移送に関して以下の点に留意する。また国によって移送方法の規則が異なるため、在外公館（大使館または領事館）に連絡し対応について協議する必要がある。

・遺体移送には、①遺体のまま搬送するか、②火葬して（骨にして）持って帰るか、のどちらかを選択することになる。
・死亡原因によっては航空機での遺体移送ができないこともある。
・本国への遺体移送の業務全般を行う葬儀会社が国内に存在する。葬儀会社は在外公館から指定される場合もある。
・死亡診断書は在外公館（大使館または領事館）に提出する。
・火葬の場合は役所（発生場所か死亡場所）に提出し、火葬許可書を交

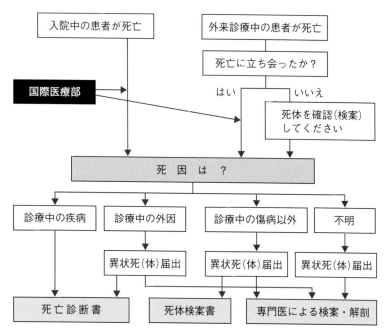

図4 入院中または外来通院中の患者が死亡したときの対応

付してもらう。

・費用は、旅行保険が適応されることもあるので保険会社にも連絡をする。

## 2. 日本に在住の外国人が死亡した場合

　病死ではなく死因が明らかでないことがある。その場合には異状死届出を行うこととなる。日本に来日後、うつ病をはじめとした"こころの病"が発症し自殺にて死亡する外国人もいる。その場合にも警察に異状死届出を行うこととなる(**図4**)。単身で来日した労働外国人の場合には、事業主に相談する。また、日本にて結婚し家族がいる外国人

の場合、戸籍法の規定は日本に住む外国人に対しても適用されるため、遺族らは死亡者が住民登録している市区町村長に対し死亡診断書とともに死亡届を出す。

### ■ 参考文献

1）東京オリンピック・パラリンピックに係る救急災害医療体制のための小委員会：訪日外国人医療 Ver.1. 日本臨床救急医学会, 東京, 2018.

# 11 ■ 外傷での注意点は？

## ●はじめに

　救急外来では、軽症から重症までさまざまなレベルの外傷を負った外国人を診察・治療する機会がある。外傷に対する診療は外国人であろうがなかろうが変わらないが、以下に注意点を述べる。

### 1．受傷機転

#### 1・交通事故の場合

　日本において外国人は、通常の国内運転免許証、ジュネーブ条約に基づく国際免許証もしくは外国運転免許（特定の国：スイス、ドイツ、フランス、ベルギー、スロベア、モナコ、台湾）を有すれば運転が認められる。

　多くの外国人は日本の教習所で教習を受けることなく公道を走行しており、外国人ドライバーの運転するレンタカーの事故が近年急増している。国によっては日本と反対の右側通行であるため、運転上の不慣れや日本語標識が読めないことなどが影響し事故が起こる。

　外国人（運転手）が事故を起こしたときは、パスポートや在留カードを確認する。観光客であった場合、観光が終わったら帰国してしまう可能性があるため早めに手続きを進める。レンタカーの場合には、レンタカーを借りる際に保険に入ったかの確認が必要となる。

　外国人観光者が車に轢かれた場合には、自賠責保険で日本人と同様に治療費が支払われる。

### 2・その他の原因で怪我した場合

観光中に転倒・転落し骨折などで来院するケースや自殺にて来院するケースがある。

## 2．海外旅行保険の加入の有無の確認

### 1・海外旅行保険に加入している場合

「Ⅰ-5. 海外旅行保険への対応」28 頁参照。

### 2・海外旅行保険に未加入で支払いが必要な場合

意識が清明でバイタルが安定している患者の場合で、自費診療の場合、診断のための CT 撮影の値段などの確認を患者から求められることがある。あらかじめ、代表的な検査は病院での値段の書かれたリストを作成しておくと便利である（「Ⅰ-4. 会計の手続きについて（入院・外来）」22頁参照）。

自費診療の場合、検査の値段を聞いて撮影を希望されないケースがある。その際はその旨をカルテにしっかり記載する（「Ⅰ-6. 用意しておくと便利なもの」37 頁参照）。説明時には医療通訳を介して、患者が理解できる言語で説明する。

## 3．診断書の作成

英文での作成が必要な場合には英語の診断書のフォーマットをあらかじめ用意しておくと便利である（「Ⅰ-6. 用意しておくと便利なもの」33 頁参照）。

交通外傷の場合などは全治（見込み）の記載が必要であることも多く、その場合には全治見込み期間の長さに関するトラブルが起こらないように記載に注意が必要である。

## 4．外傷後のフォローアップ

　他院(日本)に紹介する場合には、言語に応じた病院を探す必要があり、外国人患者受け入れ可能な医療機関をあらかじめリストアップしておくと便利である(「Ⅰ-6.用意しておくと便利なもの」41頁参照)。

　傷の処置後、破傷風トキソイドの接種の必要性がある患者の場合、国によっては帰国後に残りの2回の接種が困難なことがある。

　外国人が受傷後、飛行機で帰国する際に書類、診断書が必要になることがあるため、帰国のタイミングをしっかり検討する。移動、排泄、食事、服薬の評価のみならず、飛行機の中で重症化しないかの評価が必要である。

・術後：開胸・開腹手術は、出血や合併症がなく安定した状態が必要であり、深部静脈血栓症の有無をチェックする。
・骨折：車いす、松葉杖、時にはストレッチャーで、機内に移動となる。骨折に対してはギプス固定となることが多いが、長時間のフライトの場合には、受傷後の腫れ、しびれの出現、長時間同じ姿勢でいることによる深部静脈血栓症への配慮が必要となる。

　また、自身で帰国が困難な場合、搬送業者に依頼しなければならないことがある(「Ⅴ.緊急帰国搬送」173頁参照)。

## 5．帰宅後の注意プリント

　救急診療では見落とし症例が発生することがある。そのため帰宅時には**図5・6**のような注意プリントを用意しておくと便利である(**図5**は頭部外傷、**図6**は骨折の注意プリント)。

# Precautions if you have hit your head

After examining you today, it was decided that there are no abnormalities requiring hospitalization at this point in time. In rare cases, however, symptoms can worsen after the patient returns home. Please be sure to read these precautions, and have your family members or people around you read them as well.

### ☆ Precautions immediately after hitting your head

When you have hit your head, a number of changes take place in the brain. In most cases, these are not things to worry about, but in very rare cases, bleeding can occur inside your head.

The most dangerous period is for several hours after you have hit your head. In rare cases, however, bleeding can occur 24 or more hours later, or even several days later. If you are taking any medications to thin your blood, such as anticoagulants or antiplatelet drugs, or if you have a disease that makes it difficult for your blood to clot, you need to be particularly careful.

In cases such as these, failing to get appropriate treatment could pose a life-threatening risk. After going home from the hospital, be sure to keep a close eye on your symptoms and condition, and if any of the symptoms noted below occur, make sure that you are examined at a hospital right away.

---

1) Your headache becomes increasingly severe.
(In many cases, the person's head will hurt not just where they hit it, but all over.)
2) You are extremely nauseous, and vomit repeatedly. (Although nausea and vomiting may continue with concussion, it is usually worst right after you have hit your head.)
3) Your arm or leg feels numb, your arm or leg feels weaker on one side, or you have double vision. (Section of brain that moves your arms and legs, or the nerves that move your eyes may be injured.)
4) You don't understand things that are said, you are disoriented, you act strangely, you feel absent-minded, you drift off to sleep without realizing it, you don't wake up when someone calls you. (consciousness disturbance, orientation disturbance)
5) You have convulsions or spasms of your whole body or one or more limbs. (convulsive attack following head trauma)

---

Even if the CT and x-rays taken when you hit your head show no abnormalities, bleeding can occur in your head afterwards. Avoid taking baths for a day or two, and rest quietly for two or three days. Avoid going out by yourself. If you have stitches, do not wash your hair until the stitches have been removed. Also, if any symptoms appear after you go home, please go back to the hospital using a form of transportation that avoids vibration as much as possible, and be examined right away.

Infants and young children are not able to verbalize their symptoms, so be sure to watch them carefully for 24 hours after the injury, and if there are any abnormalities, have them examined at a

図 5-a　頭部外傷の注意プリント

medical facility.
(continues on opposite side)

## ☆ Concussion

Even if you do not have bleeding inside your head, a sudden impact to the brain can cause a temporary loss of consciousness, loss of memory, headache, nausea, dizziness, blurred vision, loss of equilibrium and other symptoms. If the impact is severe, hospitalization may be advised. The symptoms will improve over time, but it takes some people longer to recover than others, and especially in children and teenagers, symptoms sometimes continue for one to three months. If the symptoms have continued for a long period of time, be sure to be examined at our hospital or by a neurosurgeon near you. Also, if you have had head trauma, you should refrain from taking part in sports or intensive exercise as long as the symptoms are continuing.

## ☆ Chronic subdural hematoma

Even if there are no abnormal symptoms right after you have hit your head, you may have a chronic subdural hematoma, in which blood gradually collects between the brain and skull over the next month or two. This tends to occur more frequently in men, especially those who are late middle-aged to elderly, and who regularly drink alcohol. However, it can also occur in women and young people. If you have any of the following symptoms after a month or two, you should be examined at a hospital:

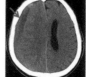

1) Headache
2) Nausea
3) Numbness of an arm or leg, a feeling of weakness in either the right or left arm or leg, dropping things, being unable to walk
4) You don't understand speech, are disoriented, act strangely, feel absent-minded, drift off to sleep without realizing it, don't wake up when someone calls you

hematoma (indicated by the red arrow) is pressing on the brain.

This can occur even if you have only minor bruising, or you don't even remember hitting your head. Unlike bleeding right after you have hit your head, this condition progresses slowly. If you are examined and are appropriately treated (you undergo a surgical procedure in which the blood is removed under local anesthesia) at the point when you notice the symptoms, the symptoms will be alleviated and after-effects can be prevented. However, if the hematoma becomes too large, in rare cases it can be life-threatening. Be sure not to dismiss symptoms as simply being effects of age or dementia, and if anything seems strange to you, be sure to be examined at a hospital.

**Tokyo Medical and Dental University, Medical Hospital**
**Outpatient Neurosurgery Department**
Address: 1-5-45 Yushima, Bunkyo-ku, Tokyo
Telephone for appointments: 03-5803-4131
Main line: 03-3813-6111

図 5-b　頭部外傷の注意プリント

## Caution Following Bone or Joint Injuries

Victims of a traffic accident, fall, or other mishaps resulting in physical trauma who visit this hospital's ER Center will receive tests such as X-rays focusing on the area of pain or swelling to examine for possible fractures or dislocations.

Diagnosis of clearly displaced fractures is often simple, and following emergency treatment, such patients are usually referred to an orthopaedic clinic for follow-up, admitted to this hospital or transferred to another hospital.

However, fractures without clear displacement can be difficult to diagnose immediately, often requiring a subsequent X-ray and supplementary exams one to two weeks following the injury. Since such displacements are not major, treatment initiated upon diagnosis is normally sufficient.

If patients visiting this ER Center experience increasing pain or swelling lasting a week or more, they should seek follow-up care from an orthopaedic surgeon at a nearby medical facility even if their original ER X-ray did not yield a clear diagnosis of a fracture.

However, please note that outpatient orthopaedic consultations at this hospital use a referral/appointment system that is mainly for patients who require surgery.

Outpatient Orthopaedics
November 2015

図6　骨折の注意プリント

# 12 ■ 緊急手術での注意点と工夫は？

## ● はじめに

　病院を受診する渡航者数の増加に伴い、緊急手術が必要な外国人患者数も増加している。当然のことながら、日本人の場合と勝手が大きく異なるため、専門病院もしくは大学病院などへの転送判断も迅速にされる必要がある。

　自院で手術を行う場合は、可能な限り医療通訳を介して患者の母国語で説明し同意を得ることが理想である（「Ⅱ-1. 医療通訳」44頁参照）。

## 1．手術の回避について

　緊急度の低い手術については母国での手術を推奨するのも1つの方法である。国によって異なるが、移動に伴うリスク（骨折であれば脂肪塞栓、肺塞栓、虫垂炎などであれば穿孔や膿瘍など）の説明を十分に行い、可及的速やかに帰国を指示する。

　手術となる際は、医療費の概算金額についての説明も必要となる。診療費については他項に譲る（「Ⅰ-4. 会計の手続きについて（入院・外来）」22頁参照）。

　いずれにしても手術をするリスク、回避するリスク、移動のリスクなどについて十分に説明する必要がある。

　緊急手術に関するリスクは日本人患者とほぼ同じであるが、宗教上の理由で、血液製剤や生物由来製品（ヘパリンなど）の使用が制限される可能性があるため、手術の前に説明し同意を得る。

## 2．手術同意について

可能な限り詳細に書類に残す。注意点としては日本語版の書類にも確実に署名をもらうことである。翻訳版（外国語）には「見本」や「参考手引き」などと表示をしておき、署名は日本語版書類にも確実にもらう。翻訳版の書類にのみ署名をもらうと、その外国語文章について患者が万が一違った意味に解釈してしまった場合、その言語に対する共通の認識にズレが生じ、その場では訂正が難しい。後日、「知らなかった」「そういう意味で署名したのではない」などという混乱が生じ、国際的な訴訟に発展したケースも存在する。日英併記書類が理想であるが、まったく同様の手術内容を併記することは困難であり、現実的には複数書類を準備する必要がある。

## 3．周術期管理について

日本人と比較して、外国人は一般的に痛みを感じる閾値が低いとも言われている。また、不慣れな場所での突然の疾病につき、不安の要素も大きい。可能な限り、心身両面のケアが必要であり、疑問なことを聴取するだけでも効果はある。疼痛コントロールに関しては術後の状況にもよるが、坐薬が一般的でない国も多く、患者とのコミュニケーションのもと、鎮痛を図るよう努めることが求められる。食事内容についても、宗教的に禁じられているものもあり、やはり密なコミュニケーションが必要となる（「Ⅱ-2.多文化・宗教への対応」54 頁参照）。

海外では"医療はサービス業である"という考えが浸透しており、患者の意思が治療方針に大きく影響を与えるケースもある。病態、予定の治療内容、治療代替案などについての十分な説明と、患者家族の同意取り付けを確実に行う必要がある。

# 13 ■ 緊急麻酔での注意点は？

## ● はじめに

外国人患者だからといって、一般的に麻酔管理方法は大きく異なるものではないが、いくつか注意すべき点があり、配慮を要する。

## 1. 診察前の情報収集

各診療科から、麻酔管理依頼を受けて、麻酔関連の診療を始めることが多いと思われる。通常の麻酔管理と同様、原疾患や予定される術式について、各診療科から情報を得る。この際、宗教や慣習上の要望については、術前診察前にある程度の情報を得ておく方が身体診察などをスムーズに進めることができる。

## 2. 術前診察

### 1・術前診察の前に

外国人患者受入れ医療機関認証制度（JMIP）の認証医療施設なら、日本語以外の言語で診察協力をしてくれる部署が間違いなくあるはずである。それ以外の医療施設についても、電話通訳や、PC・タブレットを用いたビデオ通訳などの遠隔通訳サービスなどを利用している施設もあるので、管理部門に問い合わせるとよい。さらに、それがなくとも、タブレットなどによる通訳アプリケーションが利用できる場合がある。患者の付き添い者などによる通訳は、時として誤訳となる場合があるので注意する（「Ⅱ-1. 医療通訳」44 頁参照）。

## 2・本人確認と術前診察

通常の診療においても、本人確認が重要であることは言うまでもないが、外国人患者とともに家族や友人など多くの同伴者がいる場合がある。こちらの質問に答えている人物が、必ずしも患者(や患者をよく知る家族)とは限らない。カルテ情報を鵜呑みにせず、どの人物が患者本人なのか、名前、年齢、既往歴、アレルギーなど、再度確認する。

通常確認すべき既往歴やアレルギーなどの情報に加え、宗教や慣習上の理由から、使用できない薬剤などについて、本人に確認する。詳細は他項に譲るが、アルコール消毒やヘパリン製剤(豚由来成分を含む)など、食事としての摂取はできなく(しなく)ても、医療上の必要性があれば使用してかまわないという患者も多い。

また、ABO 血液型について、国際的に日本より O 型の割合が高い国が多い。例えばブラジルでは 7～8 割程度が O 型との報告[1][2]もある(日本では約 30％)[3]。また、Rh 血液型についても、Rh マイナスの割合が日本より高い国が多く、例えばオーストラリアでは約 19％と言われている[4](日本では約 0.5％)[5]。輸血を必要とする可能性がある場合には、事前の準備が必要となることがある。

## 3・麻酔に関する同意取得

厚生労働省ホームページ(英語、中国語、韓国語、ポルトガル語、スペイン語)または経済産業省ホームページ(英語、中国語、ロシア語)から、麻酔や輸血に関する同意書や問診票のフォーマットが無料でダウンロードできるので、必要に応じて参考にしたい[6][7]。

必要な事項については書面で残すことが、後のトラブル防止に重要である。

## 4・麻酔管理

一般的には、通常の緊急手術と同様に管理する。

なお、歯科治療について、一部、自国での医療保険が適用されない国があるため、歯牙損傷には特に注意する。

全身麻酔の場合は、事前に覚醒時の状態を説明し、声かけの内容を決めておくとよい。可能であれば、タブレットなどによる通訳アプリケーション（オフラインで使用できるものもある）を手術室に持ち込むと、母国語による覚醒時の声かけに有用であったとの報告がある。

もちろん、十分な鎮痛と興奮（アジテーション）が少なくなるような麻酔管理を心がけることは言うまでもない。

## 5・術後管理

一般的には、通常の緊急手術と同じように管理する。

患者の訴えやトラブルの中には、必ずしも医学的な問題ではなく、管理方法や接遇が、自国の文化や慣習と違うことによるものもある。そのような場合には、よく訴えを聞き、日本（もしくは自院）における管理方法について丁寧に説明することで、理解を得られることも多い。

## ■ 文　献

1）Carvalho DB, et al：Frequency of ABO blood group system polymorphisms in Plasmodium falciparum malaria patients and blood donors from the Brazilian Amazon region. Genet Mol Res 9（3）：1443-1449, 2010.

2）Cavasini CE, et al：Frequencies of ABO, MNSs, and Duffy Phenotypes Among Blood Donors and Malaria Patients from Four Brazilian Amazon Areas. Human Biology 78（2）：215-219, 2006.

3）日本赤十字社大阪府赤十字血液センター：血液型について（https://www.bs.jrc.or.jp/kk/osaka/donation/m2_02_01_00_bloodtype.html）.

4）Australian Red Cross Lifeblood オーストラリア赤十字社：Best donation by blood type（https://www.donateblood.com.au/learn/about-blood）.

5）日本赤十字社大阪府赤十字血液センター：Rh 血液型について（https://www.bs.jrc.or.jp/kk/osaka/donation/m2_02_01_01_rh.html）.

6）厚生労働省：外国人向け多言語説明資料一覧（https://www.mhlw.go.jp/stf/seisakunitsuite/bunya/kenkou_iryou/iryou/kokusai/setsumei-ml.html）.

7）経済産業省：外国人患者受入に関する多言語フォーマット例（https://www.meti.go.jp/policy/mono_info_service/healthcare/iryou/inbound/hospital/index.html）.

# 14 ■ 治療に伴う合併症が発生したときは？

## ● はじめに

　ここでは、医療行為に際して二次的に発生し、患者に影響を及ぼす事象を合併症として定義する。標準的な医療を適切なタイミングで提供したとしても合併症を完全に防ぐことは困難である。合併症発生を可能な限り抑制するためには医療行為前に併存疾患、使用中の薬剤、既往歴、家族歴、臨床検査データなどから患者が包含している合併症発生リスクを評価し、そのリスクに応じた対策を立案することが重要である。さらに、医療行為実施前にはそれらを考慮したうえで実施する医療行為の内容、利益とリスク、自己決定の権利などについてわかりやすく説明し、十分なコミュニケーションを経たうえで同意を得ることが求められることは、日本人患者であろうと外国人患者であろうと違いはない。

## 1．医療行為実施前にしておきたいこと

### 1・自施設の外国人患者診療実績の把握

　地域によって多い外国人の国籍や主要言語が異なるため、まず自施設の外国人患者の診療実績とその国籍、母国語を把握しておきたい。問診票や診療頻度の高い疾患の説明資料をあらかじめ受診頻度の高い言語で作成しておくと、救急外来でも効率的に必要な情報を収集・伝達する補助ツールとして活用できる。

### 2・自施設で活用できる通訳体制の整備について知る

　外国人患者の診療においては、言語、文化、医療制度、支払い慣習

の相違などに起因して多くの課題が生じている。誤訳やトラブルのリスクを減らすためには、検査や治療方針についての説明と同意確認時には、原則として友人や家族などに通訳してもらうのではなく、専門の医療通訳に介在してもらうことが必要になる（「Ⅱ-1. 医療通訳」44頁参照）。自施設で活用できる医療通訳体制について把握しておくことが望ましい（電話やタブレットを用いた遠隔通訳体制や院内外通訳者の契約状況はどうなっているのかなど）。専門の医療通訳の確保が困難な場合は同行者による通訳や自動翻訳アプリを用いたコミュニケーションを行うことも想定されるが、その場合はその旨を診療録に明記し、後日医療通訳を交えて患者の理解の確認や補足説明を行うことが検討される。

## 3・外国人患者のインフォームド・コンセント(IC)

外国人患者の中でも訪日外国旅行者患者の場合には自費診療になり、検査・治療と医療機関と患者間の合意のもと契約され施行されるため事前の説明、同意が重要となる。救急外来で実施する頻度が高い医療行為については自施設を受診することの多い言語でのIC用紙を事前に作成しておくことが望ましい。特に合併症の発生リスクについては一般的なリスクに加えて個別のリスクについても可能な範囲で言及して同意を得てそのことを記録に残しておくべきである。また合併症発生に伴う追加的医療費も患者負担になることもあらかじめ明記しておく。ICには専門の医療通訳に同席してもらうことが理想的であり、説明内容や患者の反応、質問およびその回答などは診療録にも記載しておく。

## 2．合併症が発生したら

外国人患者も日本人患者と同様に、事実を説明し、必要な対応を速やかに行い、そのことを診療録に記載する。説明に際しては、何が起

こったのか、なぜ起こったのか、発生した合併症は事前の IC で説明
されていたものなのか予期していなかったものなのか、今後どのよう
な処置・治療がどのくらいの期間必要となるのかなどについて丁寧に
説明する。

　誤訳や医療知識不足によるコミュニケーションエラーを防ぐため、
治療前の IC と同様に専門の医療通訳の同席が望ましい。

　また、院内の医療安全管理部門に報告(インシデントレポートの提
出など院内で決められた手段で)することも忘れてはならない。特に
重篤な合併症や患者とのトラブルが発生した事例などは病院組織と
して迅速な対応が求められることもあり、事例発生初動時から医療安
全管理部門をはじめとした関連部署との連携は欠かせない。

# 15 ■ 災害時の対応と注意点は？

● はじめに

　これまでの災害時における外国人への対応といえば、

- 対象：外国人＝"災害時要配慮者（災害弱者）"
- 対策：多言語化

この構図一辺倒で語られてきた。予算と人員を投じて、さまざまな言語での災害時用のパンフレットをつくることが主流となってきていた。しかし、特に最近の状況からみると、この構図に違和感はないだろうか。

## 1．ひと昔前の外国人のイメージは"否"

　それは、この構図の根底にある外国人のイメージが、既に時代遅れであるからである。そのイメージはザッとこのようなものである。

　不幸にも日本滞在時に災害（例えば地震）に遭遇してしまった外国人が、災害対応に追われる圧倒的多数の日本人たちの傍らで、言葉もわからず、ブルブルと震えている。

　果たして、このイメージは現実にマッチしているだろうか？　答えは否である。周りを見てほしい。電車の中や街にはたくさんの外国人がいて、さまざまな言語を耳にする。これは、都市部に限ったことではない。地方の観光地でも、村や町の人口をはるかに上回る外国人観光客が押し寄せているというニュースをよく見かける。しかも、携帯電話や翻訳機を使って、日本語がわからなくてもかなり積極的にコミュニケーションを試みてくるという現実がある。つまり、彼らは、圧倒的なマイノリティーでもなければ、言語の壁になすすべがない存

在でもないのである。ひとたび災害が起これば、われわれからの助け
を待つばかりの弱々しい少数の外国人がそこに存在するのではなく、
より積極的で存在感のある外国人が多数、医療機関を受診することに
なるのである。

## 2．日本にいる外国人を一括りに捉えない

では、時代に即した有効な対策を講じるにはどうしたらよいのか？
そのヒントもまた、われわれの身近に存在していると考える。コンビ
ニの店員を見てほしい。さまざまな国の方が、流暢な日本語を駆使し
ながら、日本流の接客をこなしているところをよく目にする。彼らは、
言語の問題を乗り越え、日本の文化・習慣すら理解しているように思
える。つまり、日本にいる外国人を一括りに捉えるべきではないとい
うことである。

日本には、旅行客のような「訪日外国人」と生活基盤を日本に置いて
いる「定住外国人」が存在している。後者をより積極的に災害対策に取
り込むべきであると考える。

なぜならば、例えば、地震のない国から来た外国人にとっては、地
面が揺れるという現象は恐怖でしかなく、到底何が起こったかなど理
解できない。奇跡的にそのタイミングで外国人用のパンフレットを渡
されたとしても、パニック状態のため、冷静に読んで理解することな
どできない。「津波が来るから逃げろ」と書かれていても、津波がそも
そもなんなのかわからない。「避難の際は荷物を持つな、エレベーター
を使うな」などと書かれていても、一体なぜそのような説明がされて
いるのかわからない。このギャップを埋めることができるのが、定住
外国人であると考える。実災害時は、通訳、ボランティアなどとして
対応する側に参加してもらうことで、そのギャップを補完してもらい、
事前のパンフレット作成などにも協力してもらうことで、どのように
表現すれば、育ってきた文化・社会的背景が異なる人にも理解しやす

いのかなどの助言をもらう。そうすることで、単に翻訳しただけの災害対策を越え、より外国人の立場に立った対策になると考える。

## 3．近隣に住む定住外国人の協力者を探す

　医療機関において、具体的に何ができるのかを考えてみる。最近の外国人観光客の急激な増加を受けて、大病院（大学病院など）では、外国人対応の専門部署がつくられ、翻訳済みの文章などが作成されていることが多い。自病院にそこまでの組織がない場合には、そのような大病院から文章をもらってしまえばよいと考える。前述したように翻訳したパンフレットをつくることだけに労力や時間を取られてしまうことは、対策の本質を見失うことになるからである。そして、是非やってほしいことは、近隣に住む定住外国人の協力者を探すことである。病院の規模にもよるが、院内には、医療従事者、委託職員、研究者、出入り業者などさまざまな定住外国人がいるはずである。院内にいなくても、地域住民や患者の中にもいないだろうか？（逆にその範囲にすらいないのであれば、災害時に対応を迫られることもないはずである）

　病院として、それらの人々に災害対策への協力を呼びかけ、事前準備から本番に至るまで関与してもらうことが重要である。この活動によって、地域によって存在する外国人の国籍に偏りがあったとしても対応できることにつながる。

　多言語化したパンフレットを渡せばなんとかなるだろうという旧来の災害対策は、もはや通用しないと考えるべきである。急激に多国籍化が進む現代の日本における災害対策の一案を示した。これを読んだ方が、より先進的な災害対策を実践できることを期待する。

# 16 ▪ 災害時の患者受け入れや転院搬送、トリアージは？

## ● はじめに

　平時の救急医療でも混乱する外国人診療の中で、災害時の医療は医療スタッフのキャパシティーに負荷をかけることは容易に想像がつくが、事前に多言語に対応する災害医療システムは現状では存在しない。また災害は大規模な事象から局所的な事象までさまざまであるが、ここでは大規模災害時を想定する。

## 1．災害医療における外国人旅行者の扱い

　災害時要配慮者とは、災害が発生した場合に、情報把握、避難、生活手段の確保などの活動が、円滑かつ迅速に行いにくい立場に置かれる可能性のある外国人、高齢者、障害者、難病患者、乳幼児、妊産婦などを指す。また、災害時要配慮者は災害発生から復興するまでの間、社会的な支援やこれまで利用していたサービスは、限定されてしまう恐れがあるため、平時からの事前対策が重要である。

## 2．病院での受け入れ

### 1・準　備

　事前情報から外国人傷病者を多く受け入れることが想定される場合には、院内通訳者も含めた非常参集基準を平時から整備しておく。

### 2・受け入れと診療

　災害時は多くの患者が殺到し、医療機関側にも大きな混乱を与える。通常の診療よりも診察が大雑把になりがちなため、対応には注意が必

要である。

## 3．トリアージでの問題点

　トリアージとは、通常診療の倍の数の押し寄せる大勢の患者に対して限られた医療資源［人材・医療資材（物）・場所］の中で最大多数に対して最良の医療を行うために、緊急度・重症度を判定したうえで優先順位をつけ、救命の可能性のある患者から優先して診療するための評価表である（**表2**）。

**表2　トリアージ色区分表**

| 区分 | 分類 | 重症度 | 色 |
|---|---|---|---|
| Ⅰ | 最優先治療群 | 重症 | 赤 |
| Ⅱ | 待機的治療群 | 中等症 | 黄 |
| Ⅲ | 保留群 | 軽症 | 緑 |
| 0 | 無呼吸 | 救命困難（死亡） | 黒 |

### 1・一次トリアージ START 法

　「歩行」「気道・呼吸」「循環」「意識」の項目からチャート式に1人の患者に対し約30秒程度と迅速に評価を行う、いわゆるふるい分けの簡易トリアージである（**図7**）。

### 2・二次トリアージ PAT 法

　①生理学的評価、②解剖学的評価、③受傷機転、④災害時要配慮者、の4段階に分けたトリアージである（**表3**）。4段階目では災害時要配慮者はカテゴリーを1段階上げる必要がある。

　トリアージは一度だけでなく、繰り返し評価を行う必要がある（重症化を見逃さない）。

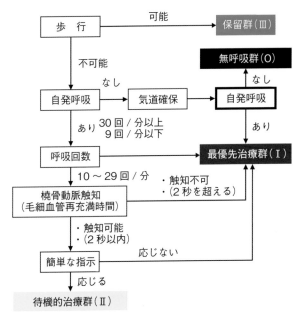

図7　一次トリアージ START 法（変法）

表3　二次トリアージ PAT 法

| 第1段階 | 第2段階 | 第3段階 | 第4段階 |
|---|---|---|---|
| 生理学的評価 | 解剖学的評価 | 受傷機転[*1] | 災害時要配慮者[*2] |
| 意識：JCS 2桁以上、GCS 8以下<br><br>呼吸：30/分以上、9/分以下<br><br>脈拍：120/分以上、50/分未満<br><br>血圧：sBP90未満、200以上<br><br>SpO₂：90%未満<br><br>その他：ショック症状、低体温（35℃以下） | （開放性）頭蓋骨骨折、頭蓋底骨折、顔面・気道熱傷、緊張性気胸、気管・気道損傷、心タンポナーデ、気管損傷、気胸、血気胸、フレイルチェスト、開放性気胸、腹腔内出血・腹部臓器損傷、骨盤骨折、両側大腿骨骨折、頸髄損傷（四肢麻痺）、デグロービング損傷、クラッシュ症候群、重要臓器・大血管損傷に至る穿通外傷、専門医の治療を要する切断肢、専門医の治療を要する重症熱傷 | 体幹部の挟圧<br>1肢以上の挟圧（4時間以上）<br>爆発<br>高所墜落<br>異常温度環境<br>有毒ガス<br>特殊な汚染（NBC） | 小児<br>高齢者<br>妊婦<br>基礎疾患のある傷病者<br>旅行者<br>外国人（言葉の通じない） |
| | | *1 該当すれば軽症群（緑）から非緊急治療群（黄）に変更する | *2 該当すれば軽症群（緑）から非緊急治療群（黄）への変更を考慮できる |
| 第1・第2段階で該当する異常があれば最緊急治療群（赤） | | | |

| 表面 | 裏面 |
|---|---|

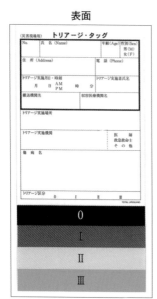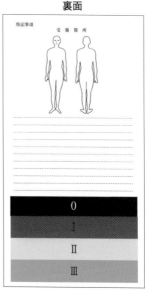

**図8　トリアージタッグ**

### 3・トリアージタッグ

　色を識別でき、手足に紐で装着できる3枚複写式の記録用紙であり、災害時においては現場でのカルテ替わりとなる（**図8**）。

## 4．文化の違いによる対応上の注意点

・言語：診療（START 法に従わない）・説明（問診や処置に関する同意）
・宗教：イスラム教徒の女性患者など、患者と同性のスタッフが診察
　　　する必要がある。

## 5．コミュニケーションボード(多言語情報シート)の活用

　日本語・英語・中国語・韓国語などに対応し、話し言葉に代わるツールとして絵を用いたコミュニケーションボードを、障害のある人たち

だけでなく、話し言葉によるコミュニケーションにバリアのある外国人や高齢者、病気療養中の人、幼児などにも幅広く活用されており、インターネットから無償でダウンロードできる。

## 6．災害時診療に関しての費用負担

激甚災害により発災直後から一定期間中に災害救助法が適応となる地域において、被災された患者の診療・処方に関する費用は災害救助法による費用支弁が行われる。

外国人患者は原則として日本在住者が対象となっているが、災害発生後に厚生労働省から発信される通知を確認する必要がある（「災害救助法」昭和 22 年法律第 118 号）。

## 7．転院搬送

災害時は災害拠点病院であってもスペースに限界があるため、「治療継続のための後方搬送」が必要となる場合がある。
・医療機関（国内）：消防機関・DMAT（災害派遣医療チーム）・民間救急搬送事業者の活用

## 8．帰宅困難者への対応

軽傷であったが帰る場所がない帰宅困難旅行者の「避難所への誘導」を行わなければならない。
➡近年「外国人対応避難所」など行政が設置する場合がある。

設置基準については全国統一されていないため、詳しくは各自治体へ問い合わせが必要となる。
➡東京都の例として、外国人旅行者向けの防災リーフレットなどが無償でダウンロードでき、またスマートフォン用アプリなどでも多言語化による地域防災普及啓発を行っている。

## 9．災害に対応する各機関の多言語への対応

・消防：英語対応救急隊、多言語情報シートの活用など（総務省消防庁）。
・警察：通訳専門官（捜査活動などのために常に活動している）
・厚生労働省・各都道府県：医療機関における翻訳システムの整備。

　災害発生時には民間の通訳会社が一時的に無料で電話通訳サービスを提供していることがあるので、ホームページなどを確認する。

## 10．訓練の提案

　地域の日本語学校とコラボレーションし、外国人学生に傷病者役を演じてもらい、実践型の災害対応訓練を行うことで現場に即したリアルシミュレーションとして対策が練りやすい。

# V.

---

## 緊急帰国搬送

# 1 ■ 日本インバウンドの搬送

## ●はじめに

近年の著しいグローバル化に伴い、海外で予期せぬ怪我や病気のために治療を受ける患者は多く、さまざまな理由から母国もしくは他国への国際医療搬送が必要とされるケースがある。海外から日本へ搬送されるインバウンドのケースには、①日本人の帰国搬送、②外国人の日本への緊急搬送、の2パターンがあり、それぞれについて記す。

## 1．日本人の帰国搬送について

帰国搬送（Repatriation）は、在外駐在員や留学生、旅行者などが病気や怪我のため現地での一定程度の治療を終えた後に母国へ帰国するための国際医療搬送を指す。

### 1・搬送理由
①言語や文化の違いによる精神的負担の軽減
②家族のサポート
③回復期リハビリテーション・慢性期治療
④精神疾患の治療
⑤海外の高額医療費

リハビリテーションには家族のサポートが不可欠であり、特に言語リハビリは日本語で行う意義が大きい。同様に、精神疾患の診断と治療には母国語の介入が必須となる。また、海外では治療費が高額となるため、長期治療は日本で行う方が金銭的なメリットもある。

## 2・搬送方法

　病状が飛行機搭乗に耐えうるまでに安定していることが前提で、以下のような搬送計画を立案する。

### ❶空　路

①医療チームの付き添いが必要か（定期便搭乗では医療介入が最小限であること）

② ADL：自己着座できるか？　車いすは必要か？（介助の程度について）

③ストレッチャー搬送：姿勢保持できない、安静が保てず抑制を必要とするケース、ドレーン類の管理など、医療介入が必要な症例。座席を９席使用しセッティングする必要があり、フライトが限定される。

④医療専用機：搬送中に高度の医療介入が必要となる症例

### ❷陸　路

①民間救急車

②介護タクシー

### ❸帰国後の医療機関確保

①直接入院（Bed to bed transfer）

②直接外来受診（日本帰国当日の外来受診）

③後日外来受診（日本帰国後いったん帰宅し、後日外来受診）

## 3・特　徴

### ❶限られた医療情報

　日本の医療機関への受け入れ打診は、患者家族、勤務先関係者、あるいは医療アシスタンス会社から入ることが多い。現地の病院より個人情報開示の協力が得られないケースやルーチンの感染症スクリーニングが実施されていないことも多々ある。また、時差や病院運営の違いにより情報がタイムリーに入手できないなど、医療機関は限られた

情報の中で受け入れ可否を判断することになる。

患者や家族、現地同僚などを通じて電話で病状の聞き取りを行うだけでなく、画像や検査結果、投薬内容などを写真で送ってもらう、ビデオ電話を通した ADL 確認など、断片的な情報を多方面から収集し、患者の全体像把握につなげることが大切である。

### ❷急性期を過ぎてからの帰国

帰国搬送は、病態が落ち着いてきたと思われる亜急性期での搬送が最適であると考える。しかし慢性期に入ってからの入院は、本邦の急性期病院では適応外とみなされ、一方で、回復期病院では急性期介入の可能性がゼロでないと受け入れに消極的なことが多い。帰国搬送の症例では、可能な限り急性期病院で全身評価と治療方針を再評価した後に、地域連携のシステムに沿って回復期病院へ転院するという流れがスムーズであると考える。

### ❸ロジスティクス

定期便が限られる航空路線では日本着陸時刻が夕方、結果的に病着時刻が時間外になることがある。いったん救急外来で受け入れ、翌日に改めて病棟へ移動するなどの臨機応変な対応が求められる。

---

**症例 1**

68 歳の邦人男性。ヤンゴンでトラック荷台から転落。安定型骨盤骨折、右第 6 肋骨骨折と診断。呼吸循環動態は安定、血気胸なし。ミャンマーの医療水準が国際水準に満たないことを鑑み、詳細評価のため最寄りの医療好適地のバンコクに医療専用機で移動。誤診がないこと、未診断の外傷がないことを確認し、亜急性期にストレッチャーでの帰国を計画した。受傷 3 日目より、日本の病院への受け入れ打診を開始。結果的に 4 病院に相談後、都内の大学病院が受け入れを承諾。受傷 15 日目に商用便ストレッチャーで帰国となった。

　本症例では、春休み期間のため空席状況が厳しく、唯一ストレッチャー搭載可能な便が夕方成田着の便であったため、病院到着が時間外となる点で受け入れ調整が難航した。また、手術適応でなかったこともその理由にある。リハビリ病院は既に数ヵ月の入院待ちの状態であり、最終的に受け入れた病院も、到着日は救急外来での対応となること、2週間後に回復期病院へ転院することが条件であった。

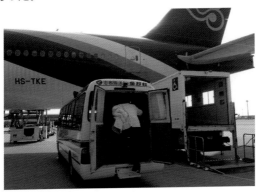

## 2．外国人の日本への緊急医療搬送について

　緊急医療搬送（Medical Evacuation；MedEvac）は、医療後進地域で発生した症例のうち、速やかに最寄りの医療好適地へ緊急搬送するケースを指す。現場から病院に運ぶ一次搬送（Primary MedEvac）に対して、多くの MedEvac は二次搬送（高次医療機関への転院搬送）を意味する。地方都市から首都への転院のこともあれば、国外の医療先進国への転院のこともある。MedEvac はあくまでも急性期の医学的適応に基づいて判断されるため、富裕層が先進治療を受けるために渡航するメディカルツーリズムとは一線を画す。

## 1・搬送理由

①医療設備の限界：高度医療機器や医薬品の不足、輸血の安全性など。

②医療スタッフ：医師やメディカルスタッフの教育、診療水準、衛生概念、周術期管理、診断能力や技術不足。

③専門医の不在

④環境要因：水道や電気などインフラの脆弱性、デモやストライキなどの社会的混乱で安定した医療が担保できないなど。

⑤言葉や文化の壁、医療情報の開示が難しい、主治医が非協力的など。

## 2・特　徴

### ❶日本への MedEvac が検討される国

　日本周辺には医療先進国が多いことに加え、日本の医療機関は海外からの患者受け入れシステムが十分に整備されていないため、急性期治療の目的地に日本を選ぶケースは稀である。しかし、資源関連企業の駐在員が多くいるユジノサハリンスクは最寄りの先進国が日本となり、実際に札幌への搬送が多くを占める。中国やモンゴルの症例は、韓国や香港が最寄りの医療好適地となるが、日本人には日本帰国を推奨している。

### ❷受け入れ要請のタイムリミット

　慢性期の帰国搬送とは異なり、入院受け入れの打診が昼夜問わず突然来る傾向にある。早急な精査加療を必要とする医学的背景のほかに、ロジスティックスの事情も考慮すべき因子となる。例えば、定期便は選択肢が限られることもありチャーター便の使用機会が多い。その場合は、入出国審査や滑走路の閉鎖時間の都合もあり、迅速な受け入れの回答を求められる。

### ❸多様な搬送目的

　搬送を必要とする患者の病状は、手術やカテーテル治療などの積極的治療が必要とは限らない。穿孔性虫垂炎、心筋梗塞のように早期介入が

必要な症例もあれば、蓋をあけると誤診で感染性胃腸炎だった症例もある。「緊急医療搬送と言われ受け入れたのに」と落胆されるかもしれないが、医療後進国での誤診は珍しいことではないため、疑わしい場合は医療好適地への移送が推奨される。緊急性でさえ判断が難しい場所にいる患者にとっては、日本へ移動することそのものに意味がある。

## 3・受け入れ時に必要な情報（表1）

なお、日本と比べ抗生剤の使用制限が緩い国もあり、耐性菌をもっている可能性がある。そのため、受け入れの際は可能な限り個室扱いとし、院内感染を広げないためにもルーチンのスクリーニング検査で

表1　海外より患者を受け入れる際に確認しておくべき情報や先方
　　　との調整が必要となる事項

| 海外からの入院受け入れの際に確認しておくべき情報 |
| --- |
| ・臨床経過、治療内容<br>・病状を知るうえで必要な検査結果、バイタルサインなど<br>・培養結果（ルーチンスクリーニング検査含む）、薬剤感受性テスト<br>・国籍<br>・保険の有無<br>・家族の有無<br>・駐在員？　出張者？<br>・病院までの搬送方法 |
| その他必要な調整事項 |
| ・病院への到着日時、搬入場所<br>・搬送中の情報共有（医療およびロジスティックス情報）は可能か？どのタイミングで情報が必要か指示を出す（例：空港出発時、など）<br>・持参してほしい医療情報<br>・あらかじめ知ってほしい院内のルール（家族は泊まれない、面会時間の制限、個室代など）<br>・入院後行う手術や検査については、診察後に決まる点（その時点での医学適応をもとに判断される） |

陰性を確認してから個室解除することを推奨する。

56歳の英国籍駐在員。ユジノサハリンスクにて朝方より腹痛発症。現地医療機関で反跳痛を伴う右下腹部痛を認め、急性虫垂炎と診断された。下痢を伴うが、発熱や嘔吐なし。バイタルサイン安定。腹部CTは行われず、血液検査データ不詳。主治医からは追加の精査協力を得るのは難しく、手術の可能性を含めた精査加療目的で札幌に移動することが推奨された。第2病日に弊社へ搬送依頼が入り、札幌での受け入れを相談。当日の受け入れを了承頂き、同日午後の定期便で医療者付き添いのもと搬送された。精査の結果、虫垂の腫大は認めず、回腸末端炎と診断され、抗生剤治療が開始された。その後、腹部症状の著明な改善がみられ食事再開、第11病日に下部消化管内視鏡にて異常のないことを確認、第12病日に退院し、英国に帰国した。

　帰国搬送も緊急搬送のいずれも、患者はさまざまな事情の中で日本へ運ばれる。いつ、どこの国からどんな症例が来るかわからないため、日本の医療機関は常に柔軟な判断力が求められる。また、患者の医療情報や搬送工程の報告・調整、治療費支払いについてなど、頻繁な連絡のやり取りも想定されるため、医療連携室などの部署も含めた円滑な連携システムも構築しておくことが求められる。

# 2 ■ 外国人患者の帰国搬送

## ● はじめに

外国人患者が日本から母国へ帰国する際には、国の壁を越えて受け入れ病院を探したり、患者がどのような状態で飛行機に乗れるかを検討し、手配していく必要がある。可能な限り患者の健康状態を保ちつつリーズナブルな手段で帰国して頂くために必要な事項を記す。

## 1. 帰国先医療機関調整

外国人患者の帰国搬送にあたっては、まず帰国先における紹介先医療機関を確定することが必要となる。医療機関については、帰国先にいる患者家族が、住居近くの医療機関を探し、帰国入院の予約を取るという流れが一般的である。家族には、今後どのような治療が必要となるのか、具体的に説明する必要がある。

日本は医療先進国であるので、同じ医療先進国（欧米、シンガポール、ドバイなど）へ帰国するケース以外は、医療レベルは現在より下がることが多い。航空機の手配など準備が整ってから「実は手術ができない病院であった」などとなり搬送計画に影響が出ることがないように、しっかりと確認しておくことが肝心である。

患者家族は、現地の病院について候補を挙げたとしても、その病院の詳細については知らない、ということもありうることを念頭に置く。患者家族が選んだ医療機関が現在治療中の病気の治療・療養に実際に適しているかどうか（手術やリハビリなど、必要とされる治療のキャパシティがあるかどうか）は、大きな病院であればインターネットで確認できることも多いので、確かめておくとよい。

181

なお、海外の紹介先医療機関を日本の医師が一から探す機会は実際には多くないが、グーグルマップで患者住所（郵便番号）を入力し、その地域の病院を一覧し、それぞれの病院のホームページを確認しながら治療に適した医療機関であるか確認することで、適切な医療機関を探すこともある。また、日本人目線からみた推奨医療機関は、外務省の世界の医療事情（https://www.mofa.go.jp/mofaj/toko/medi/）も役に立つ。

医療機関が選定されたら、英文診療情報提供書を準備し、患者家族に渡す。質問があった場合のために、連絡用のメールアドレスを記しておくと有用である。医師個人の連絡先ではなく、病院で外国人患者対応用のメールアドレスを準備しておく（「Ⅰ-6．用意しておくと便利なもの」42頁参照）。患者家族が現地医療機関の主治医と交渉し、受け入れ確認をする。

## 2．飛行機搭乗時に考慮すべき要素

飛行機搭乗時に考慮すべき要素として、以下がある。
・気圧の変化
・乱気流
・長時間の移動および時差
・疲労および脱水
・客室の閉鎖空間における不動状態および移動方法の制限
・使用できる医療機器に限りがあること（要事前申請）

## 3．飛行機に搭乗可能か判断するポイント

飛行機搭乗には異なるモードがあり、患者の状態によって適切なモードを選択する。以下、それぞれのモードで搭乗可能か判断するポイント、定期便搭乗の可否について記す。

## 1・一般旅客としての搭乗

患者が十分に回復した状態であれば可能である。

この場合、主治医発行の搭乗意見書（後述）を持参すると、搭乗を拒否されるリスクを回避するのに役立つ。

---

**症例 1**

　気胸後の患者。胸腔ドレーン抜去後 7 日間が経過し、レントゲンで肺の完全な拡張が認められていたので、一般旅客として商用便に搭乗することができた。搭乗意見書を持参したが、使用する必要はなかった。

---

## 2・車いすや酸素などを利用したり、医療者付き添いのうえで定期便に着座で搭乗

　病状が完全に回復していなくても、車いすや酸素などを利用し、医療者の付き添いを伴うモードで搭乗できる場合がある。このモードが可能になるには、主治医の判断に加え、事前に MEDIF（Medical Information Form）と呼ばれる各航空会社の診断書を提出し、認証される必要がある（「Ⅴ- 4. 搬送に必要な書類の書き方」194 頁参照）。

【留意すべき点】

・地上での酸素需要量が 2L/分以下であること。$SpO_2$ は基礎疾患にもよるが、概ね 95％前後で、頻呼吸や努力呼吸がない状態であること。加圧キャビンは約 0.8 気圧で、それに伴い酸素分圧も低下する。機内の酸素必要量は地上流量の約 2 倍が目安となる。定期便で使用可能な酸素流量は最大で 4L/ 分であるので、地上で 2L/分以上必要とする患者では、上空で低酸素状態となる可能性があり、搭乗に適さない。

・車いすについては、WCHR 以外は事前に MEDIF を提出しなくては

### 表2　飛行機搭乗時の車いすモード

| WCHR（Wheelchair Ramp） | 自力で階段の昇降や機内での移動はできるが、タラップでの移動が困難 |
|---|---|
| WCHS（Wheelchair Steps） | 自力で階段の昇降はできないが、機内での移動は自力でできる |
| WCHC（Wheelchair Carry） | 単独で歩行が不可能で、機内の席まで車いす移動が必要 |

\* その他、日本国内の空港では、フルリクライニング車いすが準備できることがあり、事前にチェックされたい。
https://www.ana.co.jp/ja/jp/serviceinfo/share/assist/facility/service-airport.html#anchor031
https://www.jal.co.jp/jalpri/aircraft/equipment.html?no=Tab1#Airport01

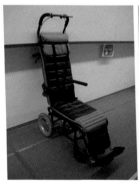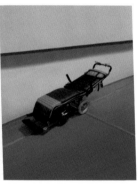

（ANA ホームページより転載）

ならない（**表2**）。また、飛行中は自力（あるいは付き添い介助者）でトイレまで移動する必要がある。

・着座の場合、上空ではリクライニングが可能であるが、離陸・着陸時には背もたれを立てた状態で40分程度連続して着席できる必要があり、体幹保持が難しいときは固定具が必要となる（**図1**）。機内での点滴治療、おむつ交換は、他乗客への配慮から最低限とすべきである。インスリン注射など一時的な処置や、尿道バルーン留置は可能である。やむを得ずおむつを使用する必要がある場合は、機内

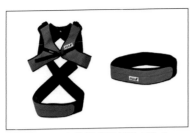

**図 1-a　上体固定用補助ベルト**
（ANA ホームページより転載）

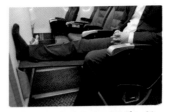

**図 1-b　ホイルチェアボード**
（JAL ホームページより転載）

での交換の必要がないよう、退院数日前から経管栄養や緩下剤を止めてもらったり、事前に浣腸をしてもらうとよい。また、搭乗前におむつ交換をしておく。

・機内のみならず、「空港内をどう動くか」という点も考慮する。搭乗手続きや入出国手続き、待合中にも患者の体調管理は必要である。広い空港の中を病人が移動するのは予想以上に体力を消耗する。刺激で精神疾患が悪化することもある。車いすを利用し、ラウンジで休憩するなどして患者の疲労が蓄積しないよう努める。

・直行便が基本である。Low Cost Carrier は制限が多くお勧めしない。乗り継ぎが必要な場合には、乗継地に医療先進国（シンガポール、香港など）を選べば、状態悪化によりやむなく経由地にとどまって治療する場合にも有利である。

---

**症例 2**

　心筋梗塞後の患者。心筋梗塞後の場合は、搭乗の可否はリスクグループ別に慎重に判断される。この患者の場合は、心駆出率 40% 以上であり、心不全徴候や不整脈も認めなかったが、発症 10 日以前の渡航を希望したため、医師付き添い、空港内車いす使用、酸素準備のうえ、ビジネスクラスに搭乗し帰国した。

### 3・ストレッチャー搬送

ストレッチャー搬送の適応となるのは、股関節外傷や脊椎圧迫骨折など、着座困難な場合のほか、継続のモニター管理、鎮静や持続点滴、吸痰、おむつ交換や体位交換など医療介入が必要となる症例である。MEDIF の提出と医療者の付き添いが必須である。

### 【留意すべき点】

・すべての旅客機にストレッチャーが設置可能ではなく、小型機や最新鋭機では設置できないことが多い。また、航空会社により設置の方針も異なるため、事前に確認が必要である。

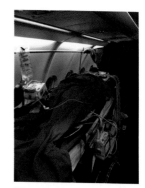

・ストレッチャーを設置する場合には、エコノミー席を通常9席分占有する（**図2**）。往路復路に搭載する必要があるため、繁忙期は席の確保が極めて困難となる。通常、手配に1週間以上の日程を要する。

**図2　ストレッチャー搬送の様子**

・ターマックアクセス（救急車が制限区域に入り機体に横づけし、ストレッチャーごと機内へと搬入される）のため、通常導線とは異なる。

・ストレッチャーでの乗り継ぎは、手配や調整が困難を極める。直行便を選択したい。

　患者の容態を予測しながら、帰国搬送をコーディネートするのは労力がいることである。海外の病院との調整も一筋縄でいかないことが多い。生命保険や海外旅行保険に加入をしていたり、出張者であれば会社のサポートがあることも少なくない。自力で帰国が困難と予測される患者は、早めに医療アシスタンス会社に連絡をして、退院後のサポートが可能か打診をするという選択肢があることも視野に入れておくと、よりスムーズな帰国搬送の手配が可能となることがある。

# 3 ■ 医療専用機搬送

● はじめに

　商用定期便で搬送できない場合、医療専用機(Air Ambulance；
AA)が最終的な選択肢となる。国際間での緊急医療搬送(Medical
Evacuation；MedEvac)においては、固定翼が主となる。海上の石油
リグや高山からの MedEvac はヘリコプター(回転翼)が使用されるが、
ここでは固定翼について述べる。

## 1. 機　材

　燃費効率、小回りが利く、短い滑走路でも離着陸しやすいなどの
理由から、7〜10人乗りの小型機が使われる場合が多い(Learjet35・
45・60、Hawker 800、Gulfstream G150・G500 など)。小さい機体ほ
ど、チャーター費は安くなる。

　ビジネスジェットに都度ストレッチャーを載せて医療搬送用にする
タイプと、AA として完備しているタイプの両方がある。どの機体を
使用するかは、AA 運行会社の機体の空き状況によって変わる。また、
患者重症度により搭載する医療機材や、治療に必要なスペースも変わ
る。

　飛行経路にもよるが、約 3.5 時間(3,500km)ごとに給油が必要とな
る(例：シンガポール−日本では、マニラや台北に給油で立ち寄るこ
とが多い)。飛行距離が長いときは、給油回数を減らすため、航続距
離の長い機体が選択される。

　同乗者は、患者と医療チーム以外は、通常 1〜2人となる。

## 2. 適　応

┌─────────────────────────────────────────┐
│ **商用定期便での搬送に適さない症例** │
├─────────────────────────────────────────┤
│ ・座位保持が1時間できない
│ ・感染を広げてしまう可能性がある感染症患者
│ ・地上での酸素需要が 2L/分以上
│ ・急変リスクが高い急性期患者(多発外傷、肺炎、脳卒中、心
│ 　筋梗塞、大動脈解離、コントロール不良のてんかん発作など)
│ ・継続的なモニタリング、治療(人工呼吸、吸引、昇圧薬、鎮
│ 　静薬など)を必要とする症例
└─────────────────────────────────────────┘

　AA搬送がリスクが高く、コストに見合うだけのメリットが得られないときは、現地での安定化を優先すべきである。また、飛行時間が長くなるほど急変のリスクは高くなるため、AAの目的地は最寄りの医療適地を選択することが多い。

　AAの適応は流動的である。例えばギラン・バレー症候群の慢性期で、病状が安定し、定期便ストレッチャー搬送が医学的に可能であったとしても、繁忙期で残席が少なく帰国の目途がつかない場合は、AAを使用し早目の帰国を目指すこともある。また、欧州域内路線は小さい飛行機で定期便が運航されており、ストレッチャーがそもそも搭載できないケースも多い。米系エアラインは、ストレッチャー搭載の選択肢がない。そのため、短距離区間はAA、その後の大陸間フライトはストレッチャー搬送を組み合わせることがある。

## 3. AAでできる治療

　酸素、呼吸器、シリンジポンプ、ECMO(extra-corporeal membrane oxygenation)機器などを完備している医療専用機もある(**図3・4**)が、われわれは質を担保するため、救急薬品や器材、医療機器(酸素ボン

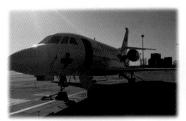
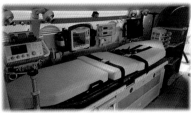
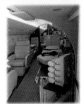

| Range | 6,020km |
|---|---|
| Strecher installed | 1 |
| Oxygen(build in) | oxygen bottles 2,000PSI, 15L |

図3　医療専用機(Falcon 2000)

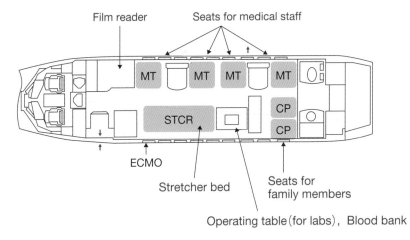

図4　医療機器の配置例(Falcon 2000)

べ含む)を自前で持ち込んでいる(**図5**)。また、機内電源が不安定であること、サージ電圧で医療機器が故障をすることもあるため、予備バッテリー(ミッション時間の1.5〜2倍分)を持参することが多い。

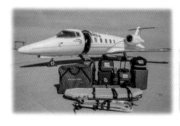
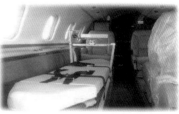

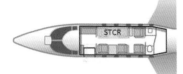

| Range | 4,400km |
|---|---|
| Strecher installed | 1 |
| Oxygen（build in） | No |

図5　医療用のチャーター機と持参医
　　　療機材（Learjet 60）

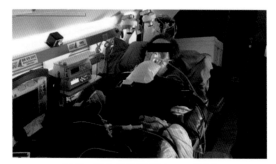

図6　機内の様子（Falcon 2000）

　AAはドクターヘリに比べキャビンスピースが広く、離着陸時以外
は揺れも少ないため、幅広く治療が行える（図6）。動脈圧測定、鎮静
薬や昇圧薬の使用は当然のこと、i-STAT®アナライザーで患者の状態
を評価しながら人工呼吸管理することも可能である。また、諸外国で
は集中治療管理に長けた医療チームがECMOを回しながらの搬送を
行っている。

　隔離ユニットを使用して感染症患者の搬送をすることもできる（図7）。

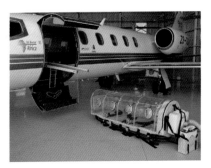

**図 7　隔離ユニット**

われわれは、近年エボラ感染疑い例をアフリカからヨーロッパまで搬送したが、さまざまな要件や調整は必要であるものの、技術的にはほかの感染症でも可能である。

　ただ、輸血についてはほとんどの AA で専用の保冷庫がないため、搬送前に病院で可能な限り補正（例えば、Hb であれば 9g/dL 目標）をお願いしている。透析も同様である。

## 4．医療チーム編成

　通常は、集中治療に長けた医師と看護師の 2 名チームだが、患者の体格や重症度、搬送時間を考慮し人員を増やすこともある。新生児科や産科チームを派遣することもある。ECMO 症例では、臨床工学技士も同伴する。

## 5．ミッションまでの流れとその限界

　AA は定期便ではないため、都度の運行申請を必要とする。国際間を飛ぶことが多いため、各国の航空法令や入管法に従わなくてはいけない。24 時間空港であるか、給油地の選定も考慮すべき点である。また、パイロットの可能飛行勤務時間とその後の休養時間についても

厳格に規定されている。長距離搬送では、フライトクルーが2ペアついてくることも見かける。機材やパイロットのライセンスによっては着陸できない空港（例えば高地）もある。

　また、AA が着陸できるのは入管管理ができる国際空港に限られる（または、いったんその空港で入管手続きをしてから、地方の空港に飛ぶ）。AA と言えど、主要空港が定期便枠で埋まっているときは希望どおりのスロットに離着陸の許可が下りないこともある。

　患者側の要因でみると、①信頼おける医療情報が入手できて、AA で管理可能な病状と判断できるか、②パスポートが手元にあるか、③患者が有効なビザを持っているか（経由地含め）、④受け入れ病院が確保できているか、⑤搬送のリスク説明と同意がなされていているか、⑥搬送にかかわる費用承認が得られているか、が重要な点となる。当然、医療チームの確保ができていていることが前提である。

　このため AA が離陸できるまでには、最低でも半日、多くの場合 1 日以上要する。日本の病院受け入れが平日勤務時間内と指定される場合は、それに合わせるために日時を調整する必要も出てくる。

---

**症例 1**

　50 代の邦人男性。モンゴルの首都ウランバートルで交通事故に遭い救急搬送された。多発肋骨骨折（Flail chest なし）、血気胸あり。腹部の違和感があり、腹部 CT で遊離ガスが認められた。初療時、バイタル安定、会話可能。

　遊離ガスがあるため、鈍的腹部外傷（腸管損傷）を疑った。モンゴルの医療水準を考慮し、早期帰国の推奨となった。唯一の手段は AA であったが、全行程の離着陸許可申請に必要な時間は最低でも 24 時間かかるため、日本到着に時間がかかることが予測された。その間に、汎発性腹膜炎、敗血症に至る可能性を考え、現地での試験開腹を勧めた。結果的に、膵損傷、十二指腸と結腸の

192

穿孔があり、腹腔内は便で汚染されていた。

　日本側の受け入れは自宅最寄りの救命センターを選定した。また、万が一の搬送中の急変に備え、空港最寄りの救命センターへの受け入れも確保した。結果的には手術 24 時間後に AA での帰国が実現した。搬送中は、抗菌薬と昇圧薬を使用しながら、呼吸管理を行った。

## 6．日本発 AA

　2019 年現在において、国際医療搬送が可能な機材は、朝日航洋株式会社が保有している Cessna Citation Sovereign C 680 のみ（県営名古屋空港ベース）である。これは AA ではなく、ビジネスジェットにストレッチャーを都度搭載するチャーター機となる。アジア近隣国（中国、台湾、シンガポールやタイなど）では、AA 搬送は日常的に行われており、医療チームも非常に優秀である。日本は航空行政の壁が高く、コスト高であることが足かせとなっている。今後、搬送専従の医療チームを育成したり、海外から受け入れを迅速に行う拠点病院を整備しなければ、既に周回遅れである医療搬送の分野において、日本はさらに取り残されていくであろう。

　グローバル化に伴い、多くの日本人が海外渡航する時代である。迅速な受け入れ体制は当然のこと、普通に日本発の AA で日本人チームが、在外邦人を支援できる日がくることを願ってやまない。

# 4 ■ 搬送に必要な書類の書き方

● はじめに

　搬送時に必要となる書類には、診療情報提供書のほかに Medical Information Form（MEDIF）、搭乗許可証（意見書）があり、いずれも基本的には英語で記入する必要がある。以下に、その書き方および例を記す。

## 1. 英文診療情報提供書（図8）

①日付
②受け入れ医師名（不明なら、To whom it may concern も可）
③患者情報（名前、年齢など、日本語の場合と同様。保険の種類を記載する場合もある）
④主文（日本語の場合と同様。疾病に至る経緯、治療、今後の治療で依頼したい内容を明確に書く）
⑤培養結果、感受性試験、放射線・病理報告書、画像データなどもあるとよい。
⑥所属・署名、連絡先、メールアドレス

## 2. Medical Information Form（MEDIF）

　事前に航空会社に申請し、搭乗許可を得るための書類である。
　各航空会社ごとに書式があるので、航空会社ホームページよりダウンロードして、必要事項を記入する。主治医の署名と病院印があるのが望ましく、乗継地や目的地での使用も想定されるため、日系航空会

① 1 Oct, 2018

② To whom may concern:
Mr. Harry Johnson, British national, DOB 8 June, 1961 (57 yo male)
Leisure traveler in Tokyo, Japan

③ Diagnosis: Right recurrent pneumothorax (Grade II)

Past Medical History: Right pneumothorax 2016 and Left pneumothorax 2014 (both treated conservatively)

Medication History: nil

Allergy: nil

④ Present Illness:
The patient developed a sudden chest pain on 21 Sep, 2018. He also had difficulty of breathing; therefore, he was taken to our hospital for an urgent assessment.

After arrival, he was diagnosed as right Grade II pneumothorax by X-ray. Chest CT showed bullae at bilateral upper lobes. Full expansion of the right lung was achieved post chest tube insertion. The tube was removed on 25 Sep. Follow up chest X-ray on 30 Sep showed no recurrence. SpO2 remained 99% (room air).

The patient is fit to fly as normal passenger after discharge on 1 Oct. No discharge medication was prescribed. The patient is advised not to smoke nor do strenuous activities.

At your consultation, please confirm that his lung continues to function well. As this is his third recurrence, Video-assisted Thoracoscopic Resection of bullae may be suggested.

⑤ Please see the attached Xray and CT images.

Please let us know if you have any questions.

Best regards,

*佐藤 太郎*

⑥ Dr. Taro SATO
Department of emergency medicine
Japan hospital PHONE:
+81(0)3-4567-8901 E-MAIL:
tsato@mail.jpn-hos.jp

**図8　英文診療情報提供書**

社であっても英語で記入するのが原則である。

　病状詳記は、経過を助長に記入するのではなく、「現在搭乗可能である根拠」について要点を書く。具体的には、バイタルサインが安定していることはもとより、病態により問題となる点[例：貧血なら直近のヘモグロビン(Hb)や、呼吸不全なら SpO$_2$ 値]を記載する。骨折

患者は、40分程度の座位を保持でき、トイレ移動が可能であるなど、モビリティについても言及するとよい。

医療エスコートがいる場合には、持ち込み医療機器についても記載する。持ち込み制限容量を超えるリチウムイオンバッテリーが必要になることは通常ないが、機器の型番、バッテリー詳細を記載しておく（機内の電源供給は不安定であるため、バッテリーは万が一に備えミッション時間の1.5倍程度は持参したい）。

この書類は、提出後、各航空会社で個別に審査され、搭乗の可否が通知される。航空会社によって必要な期間は異なるが、搭乗の1週間ほど前に提出すると安心である。

## 3. 搭乗許可証（意見書）(図9)

搭乗が許可された状態のことをFit to fly（FTF）という。FTF Certificate（Letter）とも呼ばれる。搭乗に際し、係員が乗客を見て健康上の問題があると考えた場合、航空会社の判断で搭乗を断られる場合がある。そのときに、乗客がFTF Letterを提示することで、搭乗の可能性を高めるものである。

MEDIFとは異なり、FTF letterはあらかじめ航空会社に提出するものではない。主治医が書く義務もない。また、自己都合で自主退院したとき、明らかに飛ぶことにリスクがある場合も書く必要はない（その際は、リスク説明と自己責任で飛ぶことは書面に残し、署名をもらうことをお勧めする）。

FTF Letter指定の様式はなく、任意の用紙に下記事項を記入する。

①日付
②患者情報（名前、年齢、診断名、簡潔な治療経過）
③患者がいつから搭乗可能であるという意見
④特別な搭乗モードやサポート（例：ビジネスクラスや車いす推奨など）
⑤所属・署名と連絡先

## Fit To Fly Letter

① 27 December, 2018

To whom may concern:
② Mrs. Mary SMITH, American national, DOB 12 Mar 1956 (62 yo female) Business Traveler in Osaka, Japan

③ She has been treated for her right pneumothorax from 14 Dec, 2018. She was first treated with a chest drainage tube. Definitive treatment (video-assisted thoracic surgery) was performed on Dec 19, and the patient has recovered well. The chest tube was removed on 22 Dec. At the review on 27 Dec, X-ray showed full expansion with $SpO_2$ 99% (room air). She can walk around without any support.

④ We have advised that the patient is fit to fly any time after 28 Dec as a normal passenger. Considering it is a long-haul flight after a major surgery, business class is preferred.

Thank you very much for your kind assistance.

Best regards,

*佐藤 太郎*

⑤ Dr. Taro SATO
Department of emergency medicine
Japan hospital PHONE:
+81(0)3-4567-8901 E-MAIL:
tsato@mail.jpn-hos.jp

**図9　搭乗許可証（意見書）**

# VI.

薬を処方するときに
知っておきたいこと

## ● はじめに

本章では、外国人患者に対し医薬品を交付することを想定し、準備しておきたいことや、海外医薬品、宗教への対応を紹介する。

## 1．海外医薬品の確認

国によっては「OTC（Over The Counter）医薬品」としてドラッグストアなどで購入できる薬剤が、日本では医師の処方が必要な「処方せん医薬品」であることがある。また、処方せん医薬品の本邦で承認された用法・用量、適応などは海外とは異なることもあり、承認内容の違いによる医薬品の取り扱い方法について、それぞれの場面で来院者に対し丁寧な説明が必要となる。

海外医薬品の鑑別・検索は、一般財団法人日本医薬情報センター（Japan Pharmaceutical Information Center；JAPIC）がウェブ上で提供する海外添付文書情報[1]や海外医薬品集[2]などを活用する（**表 1**）。

**表 1　海外の医薬品のデータベース**

| RxList | https://www.rxlist.com/script/main/hp.asp | 米国の承認医薬品の情報データベース。薬剤成分名もしくは商品名で検索が可能。識別コード検索：ホーム＞ Pill identifier |
|---|---|---|
| Drugs.com | https://www.drugs.com/ | 米国の医薬品情報サイト。薬剤成分名もしくは商品名で検索が可能。識別コード検索：ホーム＞ Pill Identifier |
| Drugs@FDA | https://www.fda.gov/drugs | 米国の承認医薬品の添付文書情報サイト。薬剤成分名もしくは商品名で検索が可能。医薬品検索：ホーム＞ Drug Approvals and Databases ＞ Drugs@FDA Search |
| MIMS（ミムス） | https://www.mims.com/ | 中国やインドネシア、マレーシアなど、アジア各国の医薬品の検索が可能。トップページのロケーション選択で、対象となる国名を選ぶ。表示される言語、内容は各国によって異なり、登録が必要な場合がある。薬剤成分名や商品名に加え、薬剤の色や形からも検索が可能。医薬品検索：ホーム＞ DRUGS ＞ Drug Images |

## 2．言葉が通じない患者への服薬指導(図1)

Medication Guide 薬剤情報（For Patient 患者用）

(月/日/年) Month/Date/ Year

Patient's Name 患者氏名 ＿＿＿＿＿＿＿＿＿＿＿＿
Medicine Name （薬剤名）＿＿＿＿＿＿＿＿＿＿＿

**Type of Medicine（薬の種類）**

Oral medication（内服薬）　Topical medication（外用薬）
□Tablet（錠剤）　　　　□Gargle（うがい薬）　　　□Injection（注射薬）
□Powder（粉薬）　　　　□Eye Drops（点眼薬）　　　□Others　（その他）
□Syrup（シロップ）　　　□Nasal Spray（点鼻薬）　　　＿＿＿＿＿＿＿＿
　　　　　　　　　　　　□Inhalant（吸入薬）
　　　　　　　　　　　　□Ointment（塗り薬）
　　　　　　　　　　　　□Suppository（坐薬）

**Dosage and Administration（用量・用法）**

□＿pieces(s)　＿錠/カプセル
□＿pack(s)＿包

□Once a day　1日1回
□＿＿times a day　1日＿回
□Once a week　1週間に1回

□Before or After breakfast　朝食前・朝食後
□Before or After lunch　昼食前・昼食後
□Before or After dinner　夕食前・夕食後
□About two hours after meals　食間
□At bedtime　寝る前
□Right after waking up　起床時
□When you have symptom　症状がある時

**Precaution Concerning Use（使用上の注意）**

□Wait ＿ hours between uses　次の使用まで＿時間あけてください
□Maximum number of use is ＿ time(s) a day　1日＿錠まで
□Other ＿＿＿＿＿＿＿＿＿＿＿＿＿＿＿＿

Note（備考）

### 図1　薬剤情報
薬の用法や用量を説明する補足資料として、患者が理解できる言語で記載された薬剤情報提供文書と一緒に渡すことが望ましい。

201

服薬指導においては、薬の用法や用量の説明を患者が理解できる言語で説明することが重要である。多言語の説明文書を渡すだけでは一方的な情報提供となり、患者が正確に理解できているか確認できない。服薬指導の際は、医療通訳を介して患者が理解できる言語で説明することを重視し、患者が後から確認できるよう多言語の補足資料を渡すというように、使い分けるとよいだろう。

## くすりのしおり英語版の活用

一般社団法人くすりの適正使用協議会が運営管理するウェブサイト「くすりのしおり」から、英語版の薬剤情報提供文書が入手できる[3]。英語版は日本語版と対になっており、患者に合わせて日本語を確認しながら必要な英訳箇所を Microsoft Word 形式で編集することができる。

## 3．出国する際に必要な添付文書

日本で処方された医薬品を携行して帰国する場合、医薬品法規制が国によって異なるため注意が必要である。空港の保安検査場で没収されないように、英文による「医薬品携行証明書（Medicine Certificate）」（**図2**）を薬と一緒に渡しておくとよい。証明書については、公的に規定された形式はないが、医師による署名が必ず必要である。

また、国によっては薬に含まれる成分や含有量などにより持ち込みが禁じられることもある。各国で規制されている薬効群については、在外公館（外務省ホームページ）[4]に相談しておくとよい。

医薬品携行証明書

Medicine Certificate

（月/日/年）Month/Date/ Year

I hereby certify that Mr./Mrs./Ms.（Patient's name）＿＿＿＿＿＿＿＿＿ carries the following medications for the treatment.

（患者氏名）＿＿＿＿＿が治療のために以下の医薬品を携行することを証明いたします。

Diagnosis（診断名）：＿＿＿＿＿＿＿＿＿＿

Medication List（医薬品リスト）

| Medication (Active ingredients) 医薬品の成分名 | Type of Medicine 薬の種類 | Total Amount 合計量 |
|---|---|---|
| （例） Amoxicillin （アモキシシリン） | Oral medicine （内服薬） | 250mg/Tablet×15 Tab 250mg/錠×15 錠 |
| | | |

Note（備考）：

1) Above items DO NOT contain any narcotics or antipsychotic agent.
（上記の項目には、麻薬や抗精神病薬は含まれていません。）

2) These medicines are prepared under physician's prescription.
（これらの医薬品は医師の処方せんにより調製されています。）

3) These are solely for his personal use, and are not for sale or other purposes.
（これらは個人的な使用のみを目的としており、販売またはその他の目的ではありません。）

If you need further information about this client, please contact me via E-mail.
（この件について詳細情報が必要な場合は、電子メールでご連絡ください。）

Physician's Name（医師氏名）＿＿＿＿＿＿＿＿＿＿
Hospital name（病院名）＿＿＿＿＿＿＿＿＿＿＿
Address（住所）＿＿＿＿＿＿＿＿＿＿
Phone number（電話番号）＿＿＿＿＿＿＿＿＿
E-mail（メール）＿＿＿＿＿＿＿＿＿＿

Physician's Signature（医師署名）＿＿＿＿＿＿＿＿＿＿＿

図2 医薬品携行証明書

## 4. 宗教上配慮が必要な薬があるとき

### 1・宗教上の禁忌薬剤への対応

　信仰によっては、医薬品を交付する際に含有成分も考慮しなくてはならない。宗教や文化によって摂取できない成分とは、個人の好き嫌いではなく"禁忌"であるため、アレルギーと同様の取り扱いをする。重要なことなので、トラブルにならないように医療通訳を介して、患者が理解できる言語でコミュニケーションを取り、対応方法を決めることが重要である。同じ宗教や同じ国出身であっても、摂取できないものは同一とは限らないため、必ず患者自身に「配慮が必要な"こと"

**表2　動物由来原料からつくられる医薬品例**

| 由来 | 一般名 |
|------|--------|
| ブタ膵 | パンクレリパーゼ、パンクレアチン、カリジノゲナーゼ、トリプシン、エラスターゼ |
| ブタ肝 | 肝抽出物 |
| ブタ小腸 | ヘパリン、低分子ヘパリン |
| ブタ胃 | ペプシン |
| ブタ肺 | トロンボプラスチン |
| ウシ肝 | 肝抽出物 |
| ウシ肺 | アプロチニン、トロンボプラスチン |
| ウシ乳汁 | ラクトアルブミン水解物、乳糖 |
| 鶏卵 | フォスファチジルセリン |
| ヒト血液 | フィブリノゲン、血液凝固因子Ⅷ、Ⅸ、ⅩⅢ、トロンビン、アンチトロンビンⅢ、アルブミン、免疫グロブリン、ハプトグロビンなど |
| ヒト胎盤 | 胎盤抽出物 |
| ヒト尿 | ウロキナーゼ、ウリナスタチン、絨毛性性腺刺激ホルモン、下垂体性性腺刺激ホルモン、ミリモスチム |

（絵野沢伸：医薬品の中にある動物由来物質の今．ドクターサロン60(8)：14-18，2016による）

や "もの"」はないかを確認する必要がある。患者によっては、「薬の成分までは気にしません」と言う人もいれば、「緊急時のみ使用してください」「絶対に摂取できない」など、対応方法が異なることがある。

例えば医薬品のカプセル原料のゼラチンには動物性成分を含む場合がある。カプセル以外にもワクチン製剤、ヘパリン製剤、経腸栄養剤などにも動物由来の原料が使われていることがあるため、原料の確認が必要である(**表2**)。アルコールは添加物として一部の吸入薬や液剤に添加されている場合がある。医薬品原料に関しては医薬品・医療機器総合機構(Pharmaceuticals and Medical Devices Agency;PMDA)のホームページで確認することができる。

処方医確認のうえ、治療上必要性が高ければ、動物性の成分が含まれることを患者に伝え、同意を得て医薬品を交付することが重要である。

## 5. ドーピング

スポーツ選手で、ドーピングへの配慮が必要な場合は、世界アンチ・ドーピング機構(World Anti-Doping Agency;WADA)により規定される「禁止表国際基準(Prohibited List)にもとづいた検索サイト:Global DRO」で、ドーピングに該当する医薬品かどうかを調べることができる[5]。ドーピング対象成分は毎年1月1日に更新され、競技の種類によっても異なることがあるため、過去の検索で問題がなかった医薬品であってもその都度確認する。東京2020オリンピック・パラリンピック競技大会など、国際的なスポーツイベントの開催期間中は、世界中からスポーツ選手の来院が予測されるので、医薬品の処方時はより注意が必要である。

■ 文　献

1) 海外添付文書情報(https://www.japic.or.jp/di/navi.php?cid=1).
2) 海外医薬品集(https://www.japic.or.jp/di/navi.php?cid=2).

3） くすりのしおり英語版（http://www.rad-ar.or.jp/siori/english/index.html）.
4） 在外公館リスト（https://www.mofa.go.jp/mofaj/annai/zaigai/index.html）.
5） 禁止表国際基準にもとづいた検索サイト（https://www.globaldro.com/JP/search）.

# VII.

## 便利帳

# 1．医療通訳（電話・ビデオ）

・アムダ国際医療情報センター
　　　　　https://www.amdamedicalcenter.com/amdainterpretermed
・コニカミノルタ メロン　https://www.konicaminolta.jp/melon/
・ビーボーン　https://beborn.jp
・ブリックス　https://www.bricks-corp.com
・メディフォン　https://mediphone.jp
・ランゲージワン　https://www.languageone.qac.jp

# 2．医療通訳（派遣）　＊予約方法や料金は各団体に確認すること

―――――――――――――――――――― 北海道
・SEMI 札幌　http://semi-sapporo.com/home-2/
―――――――――――――――――――― 岩手県
・奥州市国際交流協会　http://oshu-ira.com
―――――――――――――――――――― 宮城県
・宮城県国際化協会　http://mia-miyagi.jp
―――――――――――――――――――― 山形県
・IVY　http://ivyivy.org/act/foreigner/post_11/
―――――――――――――――――――― 茨城県
・つくば市国際交流協会　https://www.inter.or.jp/index.html
―――――――――――――――――――― 栃木県
・栃木県国際交流協会　http://tia21.or.jp
―――――――――――――――――――― 群馬県
・ぐんま医療通訳派遣システム運営委員会
　　　　　https://www.pref.gunma.jp/04/c2200161.html
・群馬の医療と言語・文化を考える会
　　　　　https://www.iryotsu-gunma.org/about/

――――――――――――――― **埼玉県**

・埼玉県国際交流協会　http://sia1.jp

――――――――――――――― **東京都**

・国際活動市民中心 CINGA（シンガ）　http://www.cinga.or.jp

・シェア＝国際保健協力市民の会　https://share.or.jp/index.html

――――――――――――――― **神奈川県**

・多言語社会リソースかながわ（MIC かながわ）
　　　　https://mickanagawa.web.fc2.com

――――――――――――――― **静岡県**

・静岡県国際交流協会　http://www.sir.or.jp

――――――――――――――― **愛知県**

・あいち医療通訳システム推進協議会
　　　　http://www.aichi-iryou-tsuyaku-system.com

――――――――――――――― **岐阜県**

・岐阜県国際交流センター
　　　　http://www.gic.or.jp/foreigner/interpreter/

――――――――――――――― **三重県**

・三重県国際交流財団　http://www.mief.or.jp/jp/partner_iryou.html

・伊賀の伝丸（つたまる）　https://www.tsutamaru.or.jp

――――――――――――――― **京都府**

・多文化共生センターきょうと　https://www.tabunkakyoto.org

――――――――――――――― **大阪府**

・吹田市国際交流協会　https://suita-sifa.org

・CHARM　https://www.charmjapan.com

――――――――――――――― **兵庫県**

・多言語センター FACIL（ファシル）　https://tcc117.jp/facil/

――――――――――――――― **広島県**

・ひろしま国際センター　http://hiroshima-ic.or.jp

・しまね国際センター

　　　　https://www.sic-info.org/support/community-interpreter/

・山口県国際交流協会　http://yiea.or.jp

・高知県国際交流協会　http://www.kochi-kia.or.jp

・福岡アジア医療サポートセンター　https://asian-msc.jp

・佐賀県国際交流協会　https://www.spira.or.jp

・熊本市国際交流振興事業団　http://www.kumamoto-if.or.jp/default.asp

・沖縄県国際交流・人材育成財団 国際交流課

　　　　https://kokusai.oihf.or.jp/project/medical_volunteer/

・Be.Okinawa インバウンド医療通訳コールセンター

　医療機関向けの医療通訳者紹介窓口は以下の URL から検索できる。

　　　　https://www.pref.okinawa.jp/site/bunka-sports/kankoshinko/

　　　　ukeire/iryoutuyakukorusentar.html

## 3．外国人患者受け入れ医療機関

　外国人患者受入れ医療機関認証制度（JMIP）については一般財団法人日本医療教育財団（http://jmip.jme.or.jp/index.php）を参照のこと。日本政府観光局（JNTO）の「日本を安心して旅していただくために 具合が悪くなったとき」（https://www.jnto.go.jp/emergency/jpn/mi_guide.html）でも多言語に対応している医療機関を検索することができる。

・外国人診療拠点病院　http://jmip.jme.or.jp

## 4．各種相談

〈ビザ、滞在資格に関する問い合わせ〉
・インフォメーションセンター・ワンストップ型相談センター
　　　http://www.immi-moj.go.jp/info/
〈法的トラブルに関する問い合わせ〉
・日本司法支援センター（法テラス）多言語情報提供サービス
　　　https://www.houterasu.or.jp/multilingual/
〈外国人結核電話相談〉
　　　https://www.jata.or.jp/outline_support.php
〈多文化専門アドバイザーが勤務している病院一覧〉
　　　https://www.jstp.net/Advisor.htm
〈東京都福祉保健局 24 時間医療機関案内サービス「ひまわり」〉
　　　http://www.fukushihoken.metro.tokyo.jp/iryo/sodan/komatta/
　　　kyuubyou/24h_annai.html

## 5．多言語問診票、各種書類

・厚生労働省「外国人向け多言語説明資料」
　　　https://www.mhlw.go.jp/stf/seisakunitsuite/bunya/kenkou_
　　　iryou/iryou/kokusai/setsumei-ml.html
・多言語医療問診票　http://www.kifjp.org/medical/
・長野県「外国籍県民医療のための問診票」
　　　https://www.pref.nagano.lg.jp/iryo/kenko/iryo/hoken/
　　　gaikokuseki.html
・全国保健所長会（「保健行政窓口のための外国人対応の手引き」「保健
　行政のための多言語行政文書集」）　http://www.phcd.jp/
・アムダ国際医療情報センター「問診票等、外国語版」
　　　http://amda-imic.com/modules/useful/index.php?content_id=1

- 結核予防会結核研究所「資料・勧告集」　https://jata.or.jp/data.php
- 沖縄インバウンド net おもてなし応援ツール「災害時簡単コミュニケーションシート」　https://inbound.ocvb.or.jp/oin/manual/670
- 復興支援指さし会話集　https://www.yubisashi.com/volunteer/
- 多言語対応医療情報提供システム SoCHAS（Sophia Cross-lingual Health Assistant System）　https://sochas.jp/
- 国土交通省気象庁「Multilingual Information on Disaster Mitigation」
  https://www.jma.go.jp/jma/kokusai/multi.html

## 6．外国人のための情報サイト

- かながわ国際交流財団「外国人住民のための子育て支援サイト」
  http://www.kifjp.org/child/
- 自治体国際化協会「多言語生活情報」
  http://www.clair.or.jp/tagengorev/ja/index.html
- 山梨国際交流協会「緊急情報ガイドブック（「妊娠・出産ガイド」「7ヵ国語こども救急ガイド」）」
  http://yia.or.jp/wordpress/?page_id=107
- 多文化共生センターきょうと「多言語科目問診システム」
  https://www.tabunkakyoto.org/ 医療支援アプリ / 多言語科目問診システム /
- あいち医療通訳システム「医療機関等外国人対応マニュアル」
  http://www.aichi-iryou-tsuyaku-system.com/manual/
- 三重県国際交流財団「診療科目別医療用語集」
  http://www.mief.or.jp/jp/yougoshu.html
- 予防接種リサーチセンター「外国語版 予防接種と子どもの健康 2019 年度版」　http://www.yoboseshu-rc.com/publics/index/8/
- 茨城県国際交流協会「外国人のための医療情報」
  https://www.ia-ibaraki.or.jp/kokusai/soudan/medical/

・総務省消防庁「救急車利用マニュアル」
　　　　https://www.fdma.go.jp/publication/portal/post2.html
・日本弁護士連合会「非正規滞在外国人に対する行政サービス」
　　　　https://www.nichibenren.or.jp/library/ja/publication/
　　　　booklet/data/gyosei_serv_pam_ja.pdf

## 7. 感染症対策

・日本感染症学会「症状からアプローチする　インバウンド感染症への
　対応〜東京 2020 大会にむけて〜感染症クイック・リファレンス」
　　　　http://www.kansensho.or.jp/ref/index.html

## 8. 薬関係

・くすりのしおり　http://www.rad-ar.or.jp/siori/
・城西国際大学薬学部臨床統計学講座「外国人向け薬局店頭対応マ
　ニュアル」　http://stat.jiu.ac.jp/products/gaikoku_jin/index.asp
・石川県薬剤師会「外国語応対のためのツール集」
　　　　http://www.ishikawakenyaku.com/yakuzaishi/contents/
　　　　language/language_index.html
・田辺三菱製薬「病院・薬局で使う外国語会話集」
　　　　https://medical.mt-pharma.co.jp/support/foreign/index.
　　　　shtml
・結核研究会「外国語版服薬手帳」「外国語版服薬記録帳」
　　　　https://jata.or.jp/data.php#jump5

## 9. 難民支援

・難民支援協会　https://www.refugee.or.jp
・アジア福祉教育財団 難民事業本部　http://www.rhq.gr.jp
・日本国際社会事業団　https://www.issj.org/refugees

# 和 文 索 引

# 欧 文 索 引

**ER 外国人診療ポケットマニュアル**

ISBN978-4-907095-58-1 C3047

令和 2 年 1 月 20 日 第 1 版発行

| | | |
|---|---|---|
| 監　修 | ―――― | 大　友　康　裕 |
| 編　集 | ―――― | 二　見　　　茜 |
| | | 森　下　幸　治 |
| 発行者 | ―――― | 山　本　美　惠　子 |
| 印刷所 | ―――― | 三　報　社　印　刷 株式会社 |
| 発行所 | ―――― | 株式会社 ぱーそん書房 |

☎101-0062 東京都千代田区神田駿河台 2-4-4 (5F)
電話 (03) 5283-7009 (代表) /Fax (03) 5283-7010

Printed in Japan　　　　　　　© FUTAMI Akane, MORISHITA Koji, 2020